La

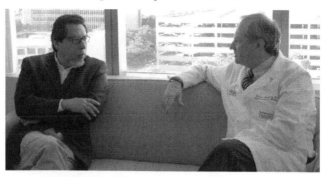

Raúl Guerrero con el Dr. Mauro Moscucci

Mauro Moscucci, MA, MBA, ha escrito varios textos para programas avanzados de cardiología y cirugía del corazón. Fue profesor de la Universidad de Michigan, Ann Arbor, presidente interino del Departamento de Medicina de la Universidad de Miami, donde también fue director de la División de Cardiología. En la actualidad se desempeña como Presidente de Medicina y Director del Instituto Cardiovascular del Sinaí Hospital/Lifebridge Health en Baltimore, Maryland.

Raúl Guerrero es escritor—novelista y ensayista especializado en historia cultural, idiomas y ciencias—, autor de las novelas *INSOLENCE, La cronista libertina y Murder and the Dog*. Ha colaborado con publicaciones de Europa, América Latina y los Estados Unidos, incluso los principales medios y enciclopedias en español: *El Diario* de Nueva York, *La Opinión* de Los Ángeles, *El Nuevo Herald* de Miami, *Hoy* de Chicago, así como *Enciclopedia Latina*. Es Director Académico de Downtown Arts and Science Salon (DASS).

Sobre su obra

Raúl Guerrero recuenta su vida como un estudio clínico, explorando las causas de su enfermedad cardiaca. En el proceso, explora los temas que afectan la salud de las comunidades latinas. En una segunda parte colabora con su cardiólogo para examinar los factores de riesgo de las enfermedades cardiacas y ofrecer estrategias de tratamiento y prevención. Una guía esencial.

Departamento de Cirugía, Columbia University.

Crónica del CORAZÓN
La guía esencial para la salud cardiaca

Raúl Guerrero con
Mauro Moscucci, MD, MBA.

Crónica del CORAZÓN
La guía esencial para la salud cardiaca

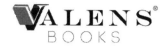

Library of Congress Cataloguing-in-Publication Data

Guerrero, Raúl
Moscucci, Mauro

Crónica del corazón: La guía esencial para la salud cardiaca

Cardiología / Salud / Health / Medicine / Reference.

ISBN-13: 978-0-69-228874-0
ISBN-10: 0-69-228874-0

Impreso en los Estados Unidos de América

Diseño de portada por Pablo Muñoz

Crónica del CORAZÓN puede ser adquirido para usos educativo, comercial o promocional. Para recibir más información, diríjase a editor@valensbooks.com.

PRIMERA EDICIÓN Valens Books, 2014

Crónica del CORAZÓN tiene el objetivo de ofrecer información sobre la salud cardíaca. No pretendemos sustituir el tratamiento recomendado por un médico o proveedor de salud. La información contenida en este libro debe ser utilizada como complemento y no para reemplazar la atención médica.

Si tiene algún problema médico le exhortamos buscar la atención médica adecuada.

Hemos tratado de ser rigurosos verificando la información y los datos contenidos en Crónica del CORAZÓN. La editorial y los autores no aceptan responsabilidad por efectos adversos que surjan por el uso o la aplicación de la información ofrecida en este libro.

Todas las teorías son legítimas, y ninguna tiene importancia. Lo que importa es que se hace con ellas.

Jorge Luis Borges

La salud no es todo, pero sin ella todo lo demás es nada.

Arthur Schopenhauer

A ti, una vez más, Aurea.

Contenido

Prefacio

Hasta los 45 años me creía inmune a las enfermedades. No me enfermaba, nunca estuve hospitalizado. Entonces me sobrevino un dolor severo en el pecho, me faltó la respiración y me desplomé. Pronto me atendían de urgencia en el hospital. Una placa de grasa se había venido formando en el interior de una arteria principal y terminó por bloquear el torrente sanguíneo al corazón. Un ataque cardiaco me puso de cara a la muerte.

Y no sería el único ataque. Por fortuna sobreviví para contarlo. Quise utilizar la crónica de mi enfermedad cardiovascular como una herramienta educativa. Mostrar con el ejemplo vivido en carne propia los pasos hacia los factores de riesgo que desataron múltiples infartos. Y busqué la colaboración de mi cardiólogo. Además de académico, el Dr. Mauro Moscucci ejerce la profesión. Desde esta perspectiva de científico en ejercicio de su profesión formuló las estrategias de tratamiento y prevención aquí presentadas.

Las estadísticas

El corazón es la causa principal de la muerte en los Estados Unidos. Cada 37 segundos un infarto mata a alguien, y la tendencia va en ascenso a juzgar por los factores de riesgo prevalentes. Incluso se ha visto un brote de diabetes tipo 2—una enfermedad propia de adultos—en adolescentes y niños.

Los factores de riesgo que más afectan a las comunidades hispanas son la diabetes, la obesidad, fumar y la inactividad física. Más de tres factores de riesgo incrementan diez veces las probabilidades de un infarto cardíaco o cerebral. Asimismo, la modificación a un estilo de vida saludable puede y reduce el riesgo hasta un ochenta (80) por ciento.

La buena noticia

Las enfermedades del corazón son prevenibles. Crónica del CORAZÓN le informará sobre las causas de las enfermedades cardíacas y guiará hacia un estilo de vida que le permita gozar de un corazón saludable. Encontrará información enciclopédica sobre la mecánica del corazón, los factores de riesgo, las enfermedades cardíacas y los últimos avances en materia de diagnóstico y tratamiento. También encontrará estrategias de prevención científicamente comprobadas.

Estructura
El libro se divide en cuatro partes:

- **Primera Parte**: La biografía como estudio clínico, enfocada en las actitudes y hábitos conducentes a los factores de riesgo.
- **Segunda Parte**: Una investigación periodística de los factores culturales y ambientales conducentes a la alta incidencia de enfermedades cardiovasculares en las comunidades hispanas.
- **Tercera Parte**: Un vistazo enciclopédico del corazón: factores de riesgo, las enfermedades, diagnóstico y los tratamientos quirúrgicos y farmacológicos. Incluye un capítulo sobre la mujer y otro sobre la niñez y la juventud.
- **Cuarta Parte**: Estrategias para alcanzar un estilo de vida saludable. Se enfoca en la dieta y el ejercicio para controlar la presión arterial alta, el colesterol, la diabetes tipo 2, la obesidad y el estrés. Estrategias para dejar de fumar. Incluye un capítulo sobre la sexualidad.

Cabe destacar dos secciones intercaladas a lo largo del libro: *Postales de las zonas de riesgo* y **DICE EL DOCTOR**. La primera consiste en casos reales que muestran los caminos hacia las situaciones de riesgo. La segunda recopila las preguntas e inquietudes de los pacientes. Ambas secciones se presentan en viñetas que retienen el elemento humano que a menudo se le escapa a la ciencia. "No se trata de teorizar en el vacío," dice el Dr. Moscucci, "Crónica del CORAZÓN encierra el drama, los traumas, las oportunidades, incluso el humor que hacen de la vida una fuente inagotable de inspiración para el arte y los estudios científicos".

La colaboración

El Dr. Moscucci cree que un objetivo importante de la medicina es educar a la sociedad para que goce de una vida larga y saludable. Explica que longevo es quien supera la esperanza de vida—los años que se espera vivan los miembros de una sociedad— y se acerca al potencial de la vida humana. Leonard Hayflick, científico de la Universidad de California y autor del libro *Cómo y por qué envejecemos*, sostiene que aun si encontráramos una cura para el cáncer y las enfermedades el corazón, el potencial de vida humano no pasaría de unos 120 años, una apreciación que coincide con los 124 años que manifiesta la Biblia. La esperanza de vida de los hispanos en los Estados Unidos promedia 80 años. Entonces, es posible vivir entre ochenta y cien años gozando de buena salud.

La clave es la educación. Pero, en calidad de paciente hispano, me encontré con una falta alarmante de material educativo. Muchos libros en español sobre el corazón son traducciones del inglés, carentes del entendimiento cultural esencial para la formulación de estrategias de prevención y tratamientos sostenibles, o son disertaciones de expertos en salud para otros expertos sin la mínima participación del paciente.

Crónica del CORAZÓN es el resultado de la colaboración plena entre un paciente hispano y su cardiólogo.

Conclusión

La salud no es algo que podemos comprar en la farmacia con la receta de un médico, decía J. Rost. La salud es algo que se logra y mantiene con empeño. En Crónica del CORAZÓN encontrará las herramientas que le ayuden a lograr una vida saludable, y en español claro y conciso.

Crónica del CORAZÓN, recomienda el Dr. Moscucci, es un libro importante para toda la familia. No puede faltar en ningún hogar.

Raúl Guerrero
Miami, 2014.

Primera Parte
Crónica de un infarto

Capítulo 1

Le puede pasar a cualquiera

Uno de cuatro hispanos sufre de una enfermedad del corazón. Yo soy uno de ellos. Hasta los cuarenta años pensé que no podría pasarme a mí. Nunca me enfermaba. Nunca estuve hospitalizado. Entonces me sobrevino un dolor severo en el pecho, me faltó la respiración y me desplomé. Pronto estaba en una cama del hospital. Me atendían de urgencia. Una placa de grasa en el interior de una arteria principal bloqueaba el paso de la sangre al corazón, privándolo del oxígeno necesario para funcionar.

Esa es una definición del infarto.

El infarto me puso de cara a la muerte.

La vida es una sucesión de episodios, como cualquier telenovela. La vida es la telenovela más importante porque tiene al cuerpo de protagonista. Sin el cuerpo no hay personalidad, no hay familia o placer. Sin el cuerpo no hay nada. Sin el cuerpo no somos. En toda telenovela o película hay un villano, el malo de la película. Las enfermedades son los villanos que le hacen la guerra al cuerpo. Cuando una enfermedad ataca hay dos desenlaces posibles: la telenovela termina con una escena en el cementerio o comienza un nuevo episodio. En el segundo caso, hay que dejar el pasado atrás y apuntar al futuro, un futuro que exige cambios.

La ignorancia no es una bendición

Todos tenemos miedo al cambio, pero el cambio es inevitable. Cambiamos todos los días, así no nos guste, aún si no lo notamos. El lento bloqueo de las arterias es un cambio que no se nota, que no tiene síntomas. Cambiamos para bien o para mal. Y si vamos a cambiar de todas maneras, ¿por qué no tomar las riendas del cambio? ¿Por qué no escribir nosotros mismos el libreto y dirigir la película de nuestra vida?

Me asaltaron estas interrogantes en la sala de cuidados intensivos, y tomé la decisión de confrontar el futuro con los ojos abiertos, si tenía un futuro. Aquel dicho que la ignorancia es una bendición es tan absurdo como peligroso. Lo opuesto de la ignorancia es el conocimiento. Mientras más sabemos del cuerpo mejor lo defenderemos.

El primer paso

Los capítulos siguientes examinan en detalle un ataque cardíaco, desde el primer paso hacia el estilo de vida conducente a los factores de riesgo hasta que terminé en el hospital peleándole a la muerte. Veremos los síntomas que alertan la inminencia de un ataque, el ataque mismo, y las estrategias de tratamiento más eficaces. Constataremos que encarrilarse a una vida saludable comienza con el cambio de actitud, es decir, con la decisión de tomar el primer paso.

Capítulo 2

La autobiografía como historial clínico

Me sentía inmune a un infarto por dos razones. Primero, nunca me había enfermado, nunca estuve interno en un hospital. Segundo, corría por mis venas la longevidad. Vengo de una larga estirpe de longevos. Mi abuelo paterno nació en la primavera de 1886, y murió de 94 años en 1980. Mi bisabuelo nació en 1840 y murió de 78 años en 1918—época que pocos superaban los 65 años. Pero mi sentido de invulnerabilidad no tenía fundamento. No podemos medir la genealogía por una o dos ramas ascendientes. Todos tenemos cuatro ramas ascendentes directas que son los cuatro abuelos. El padre de mi madre murió demasiado joven para saber si tuvo la propensión a una enfermedad cardiaca y la madre de mi padre murió de una complicación cardiaca antes de los 50 años. Además, el estilo de vida pesa tanto o más que la genética. El estilo de vida causa los principales factores de riesgo que silenciosamente se van apoderando del cuerpo.

Los abuelos de lado paterno

Los recuerdos más antiguos del abuelo paterno me llegan mezclados con el aroma de suculentas sopas de lenteja, papas y coles. Desde que tuve cuatro años hasta los nueve mi padre y yo tomábamos el tren los domingos para visitar al abuelo en la remota y encantadora ciudad de Alausí en los Andes ecuatorianos. El abuelo era un hombre pulcro, metódico, dictatorial y solitario. Nunca fumó ni bebió. Dedicó la vida a la política provincial y al estudio de la química, la botánica y la farmacología. Fue propietario de una botica.

Su esposa, mi abuela, murió repentinamente de un ataque a los 50 años. Poco después el abuelo abandonó la vida pública y se recluyó. Viviría la mitad de su larga vida en soledad. Recuerdo claramente los almuerzos. La dieta del abuelo, heredada de sus antepasados y transmitida a la descendencia, era rica en granos, cereales, legumbres y vegetales, especialmente tubérculos y hortalizas; todos productos frescos. En la mesa nunca faltó el aceite de oliva, la albaca, el orégano y el culantro, aunque todo en moderación. Decía el abuelo: "Bueno es culantro pero no tanto". Tampoco faltaban las infusiones de plantas medicinales que cultivaba él mismo en los jardines del traspatio como el toronjil, la valeriana, la menta y la manzanilla.

El secreto de la longevidad del abuelo fue la alimentación, el aire puro, la tranquilidad, la actividad física y la curiosidad intelectual. Lo que concuerda con un artículo publicado en la revista *Perspectivas* de la Organización Panamericana de la Salud sobre la alta población de centenarios de la diminuta isla caribeña Dominica. El encabezamiento del artículo: *Coma alimentos frescos, beba agua potable, respire aire puro y haga mucho ejercicio. Si a eso se suma un nivel de estrés bajo, una familia cariñosa y una firme creencia en Dios, ya lo tiene todo.* El artículo incluye una entrevista a Ma Pambo Israel, que a sus 127 años se la consideraba la persona más anciana del mundo. Le preguntaron a qué atribuía aquella longevidad saludable. "La comida natural, sin químicos, el pescado fresco, los tubérculos de mi tierra, al trabajo arduo y abundante *bush tea*—infusiones de hierbas medicinales."

El lado materno

Mi padre se casó con la bella hija de una viuda. El padre de mi madre, mi abuelo materno, murió a causa de una infección estomacal antes que mamá cumpliera los cinco años. Para quienes aseguran que el pasado fue mejor, cabe recalcar que hasta mediados del siglo 20 no se descubrió la penicilina y una simple infección degeneraba en la muerte. Epidemias de enfermedades contagiosas arrasaban con altos porcentajes de la población, especialmente los niños.

La abuela materna no tuvo un historial de complicaciones cardiacas. A lo largo de sus 80 años padeció de problemas bronqueo-pulmonares que con el debido tratamiento sobrellevó hasta la muerte. El certificado de defunción señala que la causa de la muerte fue un derrame cerebral, lo cual, a su edad, en 1970, equivalía a una muerte natural. Pero quizás arrastró algún problema vascular.

Mis padres y la emigración

Una plaga destruyó las plantaciones bananeras de América Central por los años 50. La producción del banano para la exportación pasó en gran parte al Ecuador. Ecuador se convirtió en el primer exportador mundial de banano. Papá entró a la industria bananera como funcionario de una empresa proveedora a Chiquita Banana. El auge del banano desató el crecimiento de la clase media. Pero las economías dependientes de la agricultura de exportación están sujetas a los altibajos políticos y económicos internacionales, y a los caprichos de la naturaleza. La Escoba de la Bruja, una feroz plaga, también destruyó las plantaciones del Ecuador. Sin banano que exportar la clase media se desinfló.

Mis padres no tuvieron otra que empacar y emigrar con la familia a los Estados Unidos. Lo demás, como se dice, es la típica historia de inmigrantes: trabajo y sacrificio para alcanzar el famoso *Sueño Americano.*

La historia de los inmigrantes tiene un precio muy alto por romántica que parezca en las películas o en el recuerdo. La dislocación cultural—encontrarse de la noche a la mañana en un país donde no podían comunicarse, en un mundo que de cierta manera les robaba la identidad—significó una cuota de estrés tan alta que mermó sus sistemas inmunológicos. Los expertos en salud mental han identificado la muerte de un ser querido, el divorcio y la reubicación como tres de los eventos más estresantes en la vida de la gente.

Antes de los cincuenta años papá tuvo una angina de pecho y a mamá le diagnosticaron un cáncer uterino. Los dos enemigos principales de la salud en los Estados Unidos tocaron la puerta de casa. Pero los inmigrantes traen una reserva doble de autodefensas y la actitud para sobreponerse a cualquier adversidad. Buena cara al mal tiempo, se dijeron mis padres. Yo tuve que hacer de intérprete en los hospitales aunque tampoco sabía mucho inglés. Los intérpretes esos días eran los hijos, aun los niños. Yo acudía a las citas con el diccionario bilingüe bajo el brazo.

Mis padres pusieron la salud en las manos de Dios y de la ciencia. La angina de pecho, dijo el doctor, el preámbulo de un infarto, era el resultado de la presión arterial alta. Le recomendó dejar de fumar, disminuir el consumo de sal, mucha actividad física y medicamentos. Mi madre, por su parte, se sometió a una operación de alta cirugía, el subsecuente tratamiento de radiación, y tuvo que alterar ciertos hábitos, lo que hoy se denomina el estilo de vida. Como ambos se adherían al principio bíblico de *ayúdate que te ayudaré*, siguieron los tratamientos al píe de la letra y lograron derrotar las enfermedades, y gozaron de una vida saludable hasta pasados los ochenta años.

Se mantuvieron activos y enamorados. El amor y la actividad física son dos aliados fundamentales de la salud. Papá montaba bicicleta todas las mañanas que el clima le permitió y mi madre hacía terapia física. Después de la cena daban largas caminatas por la vecindad o en la playa. Durante el invierno hacían las caminatas en el centro comercial. Cuando el clima no les permitía salir, caminaban en la casa de un cuarto a otro y subían y bajaban las escaleras. Además llevaron una vida social muy activa. No hubo fin de semana que no tuvieran alguna fiesta o función y siempre eran los primeros en bailar. Los domingos, infaliblemente, asistían a la misa de la una de la tarde.

¿En qué punto comienza un ataque?

Es fácil escribir una hoja de vida, resumiendo el historial laboral y educativo. Más difícil es elaborar un historial clínico para determinar en qué punto comienza uno a enfermarse, determinar cuál es el grano de arena que hace el montón.

Estudié la universidad en Nueva York a finales de los años 70. Fui a Washington a realizar estudios de postgrado. Me casé. Me encarrilé a las profesiones de profesor y periodista. Mi primer hijo nació en 1985 y el segundo en 1987. Durante mi vida matrimonial no fumé, mantuve una dieta saludable y me mantenía activo. No solo caminaba cinco millas diarias sino que fui entrenador de los equipos de fútbol de mis hijos. Los exámenes médicos anuales corroboraban el excelente estado de salud.

Es común en los Estados Unidos que los padres conjuguen la familia con el trabajo. El trabajo y la familia están en constante competición por el tiempo disponible. Lamentablemente es más fácil ser negligente con la familia que con el trabajo porque los efectos no son inmediatos. La familia y la salud tienen eso en común. Si uno come en exceso hoy, mañana no pasa nada. Si uno opta por quedarse un par de horas adicionales en la oficina no pasa nada porque la niñera y la televisión se encargan de los hijos. Pero así como las arterias se van congestionando silenciosamente, las familias se van corroyendo hasta que es demasiado tarde. La congestión arterial desemboca en un infarto y la negligencia familiar desemboca en la separación, en la disolución de la familia, que es la estructura más saludable para el crecimiento de los hijos. La familia es el sistema inmunológico para las influencias nocivas de la sociedad.

Me divorcié. Mi familia se trasladó a Colorado. La vida comenzó a bifurcarse por caminos opuestos. Continué caminando unas cinco millas diarias entre la casa, la universidad y la oficina. Esas caminatas han sido mi espacio de tiempo privado para la reflexión. También me servía para preparar mentalmente las clases que iba a dictar o estructurar los artículos que debía escribir. No obstante, había comenzado un viaje irreversible hacia el quebrantamiento de la salud. Volví a fumar, llevaba horarios disparatados, bebía demasiado, y desayunaba, almorzaba y cenaba en la calle sin contemplar lo que ingería. Mis hijos, por otro lado, comenzaron a sufrir los estragos de la dislocación. El mayor tenía problemas de adaptación y el segundo problemas escolares que me causaban una enorme preocupación. La dieta descuidada, el estrés y el cigarrillo fueron aumentando el nivel de azúcar en la sangre y el nivel de colesterol.

Los factores de riesgo para un ataque cardíaco se habían multiplicado sin que me diera cuenta.

Los caprichos del destino

Todo puede cambiar al doblar una esquina o con una mirada. Es lo que las telenovelas llaman caprichos del destino. Pasé las Fiestas de Acción de Gracias en la ciudad de Stamford, en el estado de Connecticut. Coincidió que a la cena asistió una colega de mi hermana, y llegó el amor otra vez. La relación se solidificó con el pasar del tiempo y decidí trasladarme a Stamford. Viajaba una vez a la semana a Washington para continuar mis labores docentes.

Pasaba 3 días en Washington y el resto de la semana escribía en Stamford. La tecnología de Internet permite tener el mundo al alcance de la mano. Podía enviar instantáneamente mis artículos a California, Washington, América Latina y a Europa. Pero la magia de las computadoras es un arma de doble filo. También puede inducir a una vida sedentaria muy peligrosa para la salud.

Abandoné el hábito de caminar. Pasaba 10 y 12 horas sentado frente a la computadora. Caminar es una de las ventajas de vivir en las ciudades. En las áreas suburbanas caminar es una actividad recreativa o una tontería. Muchos manejan a depositar una carta en el buzón de la esquina. Los únicos que caminan, que utilizan los píes como medio de transporte, son los inmigrantes recientes por no tener los medios económicos para comprar un vehículo o por las restricciones para la obtención de licencia.

La aversión a caminar no es solo una cuestión de actitud. En el concepto original de las áreas suburbanas, las calles fueron diseñadas para el tráfico vehicular y no para los peatones. Hay tramos de las ciudades suburbanas sin veredas. Según reportó el New York Times, no pocos inmigrantes hispanos han sido atropellados en las ciudades suburbanas camino al trabajo o de regreso a casa por la falta de veredas e iluminación adecuada.

La vida nueva

Por iniciativa de mi nueva esposa, la nueva vida comenzaría con un chequeo médico general. Tres años que no lo hacía. Acudí a regañadientes. No es prioridad de los hombres buscar atención médica cuando se goza de buena salud. Más importante es encontrar una mecánica, la tintorería, peluquería, banco, licorería y lugares de esparcimiento. Mi esposa, no obstante, tiene una definición muy clara de prioridad: lo primero es lo primero. Hizo la cita con su médico.

—Cuándo se realizó el último chequeo general –me preguntó el doctor.

—En los últimos diez años me he realizado dos o tres chequeos –contesté un poco avergonzado—. El último fue hace tres años. Me siento muy bien.

El médico me miró con ojos de reproche, y comentó retórico:

— ¿Cómo es posible que una persona que debería tener mejor juicio, siendo profesor, un comunicador social, haya pasado tanto tiempo sin hacerse un examen médico?

Tenía razón. Acababa de cumplir cuarenta y cinco años. Sabía de la importancia de los exámenes anuales después de los cuarenta años.

Además de las pruebas vitales y la sangre que me extrajeron para los análisis del nivel de azúcar y el colesterol, entre otras cosas, me hizo un electrocardiograma. No le pareció normal la lectura del electrocardiograma. Me refirió a un centro de cardiología.

Me verían en una semana.

El resultado de los exámenes

A los tres días me llamó el médico con el resultado de los exámenes de sangre. Tenía el colesterol como el nivel de azúcar en la sangre tan altos que debí comenzar un régimen de medicamentos en el acto, y me recomendó cambiar el estilo de vida. Me refirió a una nutricionista. Particular atención merecía el azúcar pues estaba en la etapa inicial de la diabetes tipo 2.

Mi esposa se asustó, pero a mí me parecieron hiperbólicas las palabras del médico. Se dice tanto en los periódicos y la televisión sobre la diabetes, el colesterol, pero lo que es saludable hoy hace daño mañana. Uno anda predispuesto a la incredulidad. Le comenté a mi esposa que el médico posiblemente exageraba para acapararse un nuevo paciente. Por otro lado, el colesterol alto y la diabetes en el estado inicial son conceptos abstractos. Sin síntomas, principalmente el dolor físico, es difícil aceptar la gravedad del diagnóstico.

El cardiólogo

Mi esposa adelantó la cita con el cardiólogo. De nuevo, acudí de mala gana.

Me realizaron varias pruebas, incluso un electrocardiograma para determinar la actividad eléctrica del corazón en reposo, y una prueba de esfuerzo—un electrocardiograma mientras se realiza ejercicio físico—para determinar cómo respondía el corazón al ejercicio cada vez más intenso. Esta prueba se llama en inglés *stress test*. El propósito de ambas pruebas fue detectar algún mal funcionamiento del corazón por falta de oxígeno.

Mientras me auscultaba, al cardiólogo le pareció detectar un disturbio en las arterias del cuello. Me preguntó si fumaba, si había antecedentes cardiovasculares en la familia, y si hacía ejercicio.

—Cuando era muchacho jugaba al fútbol –respondí—. Ahora veo los partidos en televisión. Eso sí, corro al refrigerador durante los anuncios por una cerveza.

No le vio el chiste. Me miraba con la curiosidad del profesor ante un estudiante indisciplinado, negando con la cabeza. Pero no le sorprendía mi confesión. Ya lo sabía. Lo había leído en la sangre, en la orina, en los exámenes que sostenía en la mano. Todo el abuso que le infligimos al cuerpo queda grabado de manera imborrable, y sale a relucir en el idioma frío de los laboratorios. Allí estaba todo escrito: los cigarrillos, las papas fritas, el lechón asado, los tacos, las malas noches, el exceso de tequila y cerveza, las sodas para curar la resaca al día siguiente.

—Tiene el colesterol sobre 300 miligramos. Lo normal para un hombre de su edad es 200 o menos. El nivel de azúcar en la sangre supera los 350 miligramos. Lo normal es 100.

Coincidió que debía continuar con los cambios en el estilo de vida que me recomendó el médico internista, y que siguiera el régimen de medicamentos prescritos. Además me recetó un medicamento para controlar la presión arterial.

—La diabetes es un factor de riesgo para las enfermedades del corazón. El exceso de glucosa en la sangre puede agravar la congestión arterial, propiciando un infarto o un derrame cerebral.

En cuanto al corazón, me dijo que las pruebas no detectaron ningún malfuncionamiento.

Salí del consultorio convencido de mi teoría original. Los médicos exageran. Utilizan el miedo para asegurarse visitas regulares, exámenes de laboratorio y, en general, alimentar la enorme industria médico-farmacéutica. Me encaminé a la biblioteca pública. Es más, me propuse escribir un artículo sobre la industria médico-farmacéutica. Hacía calor aquella mañana.

El primer infarto

En cuanto llegué a la biblioteca comencé a sentir un malestar. Pensé que sería un efecto del calor o la humedad. Me comenzó a faltar la respiración. Entonces, de súbito, una puñalada en medio pecho me dejó sin aliento y me derrumbé.

Capítulo 3

La rebelión del cuerpo

Fue un dolor intenso, como si efectivamente me hubieran apuñalado. Duró poco, menos de un minuto. Entonces me sobrevino el agotamiento, como si terminara de jugar un partido de fútbol. Permanecí en el suelo unos instantes.

Una usuaria de la biblioteca se acercó:

— ¿Está bien, señor?

—He tenido un mareo. Nada serio.

Me extendió la mano para ayudarme a levantar. Me acompañó a una silla.

— ¿Está seguro? Se ve un poco pálido –insistió—. ¿Si gusta llamo al 911 (el número de emergencia)?

Lo recomendable habría sido llamar de inmediato al 911. Pero opté por llamar a mi esposa.

Estudios comparativos realizados entre varios grupos étnicos demuestran que los hispanos somos los que menos reportamos los casos de emergencia o solicitamos los servicios de una ambulancia. Es entendible. Muchos inmigrantes hispanos no hablan inglés. Los inmigrantes indocumentados temen la intervención de los agentes de inmigración. Muchos no tienen seguro médico ni las posibilidades de cubrir los costos exorbitantes de las salas de emergencia o una ambulancia. Los temores de la intervención de la *migra* o no poder comunicar los detalles de la emergencia a la operadora son infundados. En las regiones con una población latina importante, operadores bilingües atienden las llamadas de emergencia. Aun si no hay alguien que hable español, solo se debe dar la dirección. Por otro lado, recibir atención médica de emergencia es un derecho humano inviolable en los Estados Unidos. Las salas de emergencia tienen la obligación de atender a quien lo necesite sin importar su estatus económico o legal.

Es una cuestión cultural. Según me dijeron varias personas que entrevisté para la redacción de este libro, llamar al número de emergencia y pedir una ambulancia es una medida extrema reservada para los accidentes o casos de gente que agoniza. En otros sectores de la sociedad se piensa distinto. Una señora que conocí en el hospital me contó que estaba pasando la aspiradora cuando sintió una opresión en el pecho y le faltó la respiración. Inmediatamente llamó al 911. En cinco minutos estuvo en su casa una ambulancia. En el hospital determinaron que había sido un ataque de pánico. Su doctor le felicitó por haber reaccionado como lo hizo. Más vale prevenir que lamentar.

Reflexionando, mucho tiempo después de los hechos, reconozco que para ciertas cosas el hombre no deja de ser un niño. La diferencia es que el niño llama a la mamá cuando tiene miedo y el hombre a la esposa. Ni pensé pedir una ambulancia. Llamé a mi esposa. Por suerte ella tiene el sentido común mucho más desarrollado y corrió al coche y estuvo en la biblioteca en menos de diez minutos para llevarme al hospital.

El diagnóstico

Al llegar a la Sala de Emergencias del hospital me realizaron un electrocardiograma y otras pruebas que demostraron que en efecto había sufrido un infarto.

— ¿No será indigestión? –le pregunté al cardiólogo de turno.

—Es su corazón –repuso con la frialdad característica de los médicos—. La buena noticia es que vino a tiempo, posiblemente el músculo del corazón no haya sufrido mayor daño. La mala noticia es que si no determinamos la causa a ciencia cierta podría tener otro infarto.

Las palabras del cardiólogo eran como para provocar el otro infarto. Me pregunté si no sería una buena idea que los médicos tomaran un curso de comunicación diplomática, clases de idioma con énfasis en las palabras tacto, paciencia y compasión—sentir el dolor ajeno. Recapacité. Si los médicos fueran menos directos a lo mejor serían menos claros. La frialdad era preferible a la falta de claridad.

Terminó de examinarme. Terminó de hacerme las mil preguntas de rigor y corrió la cortina que me separaba de los otros pacientes de la sala emergencia. Me dejó solo. Una docena de tubos y alambres me conectaban a monitores y aparatos que dispensaban oxígeno, suero y quién sabe qué fármacos. Por sobre el cortinaje se filtraban los murmullos electrónicos monótonos de la medicina moderna, los lamentos de familiares ante lo irreparable, algún grito de dolor, pasos apurados, el tufo a desinfectante, excremento y sangre, el tufo inconfundible de la muerte en asecho.

Confrontar la muerte obliga a ser sincero con uno mismo. Es lo único que cuenta con respecto a la salud. La verdad es que no he respetado al cuerpo. He sido fumador, bebedor, nunca me detuve a considerar cuantas calorías o la grasa del tamal o el estofado que me disponía a comer, ni la cantidad de sal que traían las papas fritas. Me burlaba de la gente que veía en el supermercado estudiando cuidadosamente las etiquetas, calculando los miligramos de azúcar y colesterol en los productos. Acepté que había abusado del cuerpo. El peligro de abusar del cuerpo es que cualquier rato se rebela. La rebelión del cuerpo no respeta edad, ocupación o cuenta bancaria. Bien dicen que no hay mal que dure cien años, ni cuerpo que lo resista. La rebelión del cuerpo no respeta lugar u hora. No importa que uno tenga plazos, asuntos impostergables, negocios millonarios o citas amorosas. La rebelión del cuerpo arrasa con todos los planes.

Aquella mañana entré a la biblioteca con un propósito específico, y descarté arrogante el malestar previo al infarto. No tenía tiempo para enfermarme. Pensé: el editor debe tener el artículo en su escritorio antes de las tres de la tarde. Además había hecho una reservación en un restaurante para la cena. No cabía una enfermedad en mi agenda. Entonces sucedió lo que sucedió. Terminé en el suelo. Esa es la definición primordial de la humillación: regresarle al hombre los pies a la tierra y reconectarle con su naturaleza humana, con la mortalidad inevitable. Humano y humillación derivan del latín *humus*, tierra, lodo.

El miedo a la muerte me condujo a otra pregunta: ¿Me arrepentía de haber vivido como lo había hecho? No me arrepentí. A lo hecho pecho. El arrepentimiento no cambia nada. Para sobreponerse a las enfermedades hay que echar la palabra arrepentimiento a la basura. El arrepentimiento es una palabra inútil. La palabra arrepentimiento hay que sustituirla por enmendar. El diccionario de la Real Academia define enmendar: 1. Arreglar, quitar defectos 2. Subsanar los daños. 3. Variar el rumbo según las necesidades. Es decir, enmendar es cambiar de manera positiva.

33

Llegó mi cardiólogo al hospital. Él definió enmendar en estas palabras:

—Usted tiene que hacer los siguientes cambios en su vida: dejar de fumar, hacer ejercicio, seguir una dieta apropiada para bajar el nivel del colesterol malo y subir el colesterol bueno y tomar medidas para bajar el azúcar de la sangre. Por ahora le han inyectado insulina.

Mi primera reacción fue instintiva. Era demasiado grande para que me dijeran lo que tenía o no tenía que hacer. Pregunté:

— ¿Qué pasa si no lo hago?

—Se muere –respondió.

No atiné hacer otra cosa que alzando los ojos balbucear:

— ¿Cuándo comienzo?

—Este instante. Los cambios comienzan con la actitud.

Unas horas después, en la Sala de Cuidados Intensivos, una señora que acababan de extirparle un seno, mirando el cielo por una ventanilla, me regaló una vieja perla de sabiduría popular: *Dios, dame la fuerza para cambiar lo que puedo cambiar, y un traguito para aguantar lo que no puedo cambiar*. La señora, colombiana, se medio tornó hacia mí:

— ¿Le gusta el aguardiente?

Claro que existe la suerte

Le pregunté al cardiólogo:

—Doctor, ¿cree usted en la suerte?

El cardiólogo respondió como un diplomático de carrera:

—Sí y no.

— ¿Sí y no, doctor?

—Menos del dos por ciento de las personas que sufren un infarto mueren si son tratados dentro de una hora del infarto. Tuvo mucha suerte. Le pudo dar el infarto en circunstancias menos favorables, en el tren viajando a Washington, lejos de una estación, lejos de un hospital. Pero llevar un estilo de vida conductivo a factores de riesgo para la enfermedad cardiovascular, fumar, la falta de actividad física, una dieta inadecuada, eso no tiene nada que ver con la suerte. Es una cuestión de decisiones.

Un angiograma

La presencia de un enzima en la sangre y la lectura del electrocardiograma fueron los primeros indicios del ataque. Para determinar la causa exacta debían realizar una radiografía animada de las arterias.

— ¿Qué es eso?

—Un angiograma –respondió mi cardiólogo—. Es un procedimiento que consiste en inyectar una sustancia que es opaca a los rayos X para ver el flujo de la sangre por las arterias y las válvulas del corazón. El angiograma me permitirá determinar cuáles son las arterias obstruidas y el grado de obstrucción. Es necesario hacerle un corte en la ingle e insertar un tubo fino y flexible, el catéter. Este se introduce por la aorta hasta alcanzar una arteria coronaria para inyectar la sustancia opaca. No podemos realizar la prueba sin su autorización. Debo decirle que siempre que se realiza una intervención quirúrgica hay el riesgo de complicaciones.

— ¿Qué complicaciones?

—Hay el riesgo de un infarto o un ataque cerebral. La probabilidad de que suceda lo uno o lo otro es mínima. Casi inexistente. Pero debo advertirle sobre el riesgo.

La primera asociación a un derrame cerebral fue la incapacitación, quedarme sin habla o con la mitad del cuerpo paralizada. Ante mis dudas el cardiólogo fue contundente:

—No tiene otra opción.

Resultaron preocupaciones innecesarias. Una vez que realicé la investigación para este libro comprendí que el angiograma es un procedimiento muy seguro y nada doloroso. Me administraron anestesia local y en media hora regresé a la Unidad Cardiaca.

El angiograma demostró que tenía una arteria vital obstruida un 95 por ciento. Un coágulo la terminó de bloquear, produciendo el ataque. El cardiólogo me mostró la imagen. Por ahí no pasaba ni un alfiler.

Capítulo 4

La intervención quirúrgica

Dos alternativas me quedaban para evitar otro infarto. Una operación de corazón abierto, suplantar las arterias bloqueadas con venas extraídas de las piernas u otras partes del cuerpo, una especie de desvío a la aorta. Esta operación se llama *bypass.* La alternativa menos traumática, en vista que solo una arteria mostraba bloqueo severo, era una angioplastia. Este procedimiento es similar al angiograma. Consiste en un corte en la ingle para introducir el catéter que lleva un globo que se infla en el lugar de la obstrucción para desbloquear. Para que la desobstrucción de la arteria sea permanente se coloca un alambre espiral, una especie de túnel diminuto que mantiene la arteria abierta. El artefacto se llama *Stent* en inglés (endoprótesis vascular). Para cerrar la incisión se utiliza una grapa o los tradicionales puntos.

Me llevaron en una ambulancia hasta un hospital especializado. La intervención duró menos de una hora. Porque se trataba de una arteria vital pasé la noche en la Unidad de Cuidados Intensivos, conectado a una máquina que tenía la capacidad de bombear la sangre en caso de una complicación. No poder cambiar de posición en la cama provoca un dolor agudo en la espalda que las enfermeras alivian con analgésicos y masajes.

Al día siguiente el cirujano trajo fotografías de la arteria antes y después de la angioplastia. Mirando ambas imágenes pensé que era un milagro estar vivo. También pensé que los diccionarios debían añadir la ciencia y la tecnología a la definición de milagro. Descarté esa idea. Recordé que Don Quijote le dijo a Sancho: *Los milagros, Sancho, son cosas que pasan solo de vez en cuando.* La ciencia y la tecnología, por el contrario, son constantes y previsibles.

Permanecí interno tres días.

Los medicamentos

Me recetaron los medicamentos para impedir la formación de coágulos en las arterias y ayudar a mantener la fluidez de la sangre. También debía utilizar parches de nitroglicerina por dos semanas para ayudar a mantener las arterias dilatadas. Debía continuar tomando un medicamento para controlar el azúcar en la sangre, uno para reducir el colesterol y una aspirina de niños al día.

—Si no puede evitar las situaciones estresantes tome un sedativo —me recomendó el cardiólogo.

Confrontaba dos situaciones estresantes al regresar a casa. Mi hijo de 15 años había venido a vivir conmigo y nuestra relación era explosiva. Y la presión de cumplir plazos inflexibles como periodista añadía leña al fuego. Me resistí a tomar sedativos. Para nosotros los hispanos eso de los sedativos es cosa de locos.

El cardiólogo fue terminante sobre la gravedad del estrés:

—Es uno de los factores de riesgo más serios para el corazón. Es la causa de la muerte súbita, por ejemplo. El estrés ataca al sistema inmunológico, disminuye las defensas naturales que tiene el cuerpo contra las enfermedades. También aumenta el nivel de glucosa en la sangre, lo cual conduce al estrechamiento de las arterias.

Me recetó un sedativo leve de .05 miligramos.

—No es adictivo ni interfiere con los otros medicamentos —insistió.

No dormí como un ángel. Tuve una noche llena de pesadillas. Soñé que tres fortachones enfermeros me llevaban embutido en una camisa de fuerza.

Capítulo 5

La recaída

Seguí las instrucciones del cardiólogo al píe de la letra. A más de los medicamentos mencionados, el tratamiento prescribía minimizar el consumo de carne, la yema de huevo, los quesos y los dulces. Limité la alimentación a la dieta mediterránea, rica en vegetales, legumbres, pescado y aceite de oliva. Asistí a un el plan de ejercicios de rehabilitación cardiaca en un centro especializado.

A los 3 meses me realizaron pruebas minuciosas del corazón. Mostraron que estaba en buenas condiciones. Los exámenes de sangre demostraron que el nivel de glucosa en la sangre fluctuaba entre 100 y 120. El nivel del colesterol estaba bajo 200.

Un segundo chequeo 3 meses después ratificó el anterior. Los exámenes de sangre indicaban que los medicamentos no tenían un efecto secundario negativo en el hígado u otros órganos.

—La próxima cita será en 6 meses –me dijo el cardiólogo—. Lo encuentro bien.

Salí contento del consultorio. No muy contento. No había sido completamente honesto. Le oculté al cardiólogo que la relación con mi hijo era una fuente de frustraciones que me alteraba y deprimía. Es común que los padres divorciados cometan el error de culparse de todos los problemas que tienen los hijos. Otro error que propicia el sentimiento de culpabilidad es querer ser amigo de los hijos antes que la autoridad. Así uno deja pasar por alto ciertas infracciones. No establecer límites claros hace que las infracciones menores se agraven. Estudios demuestran que el cerebro de los adolescentes entra en un periodo de evolución tan drástico como a los dos años y una de las funciones del cerebro más afectada es la del juicio. Aunque es natural la rebelión para que el niño establezca la identidad en su transición a ser adulto, necesita que se le marquen límites claros, que haya una autoridad que determine de manera categórica la diferencia entre el bien y el mal, entre lo aceptable y lo prohibido. Caso contrario los hijos no aprenden a asumir la responsabilidad de sus actos.

El alcohol

El doctor me había dicho que un par de copas de vino beneficiaban al corazón. Me aproveché de la ambigüedad de la expresión "un par", que en español puede significar dos o algunas. Pero la bebida no alivia las preocupaciones. Ocurre lo contrario, se pierde tiempo, energía y la capacidad para encontrar soluciones a los problemas. Tratar de esconder las preocupaciones en el alcohol es como tapar un incendio con papel.

Una copa de vino con la comida es saludable. Excederse es un error que tiene efectos físicos peligrosos para el corazón como el aumento de glucosa en la sangre. También afecta psicológicamente. Bajo la influencia del alcohol es fácil interrumpir los cambios en el estilo de vida prescritos en el tratamiento. Muchas personas regresan al hábito de fumar después de tomar unas copas. No volví a fumar, pero descuidé la dieta. Cuando llegó el verano no pude resistir los asados y después de unas copas de vino tinto comí carne en exceso, chorizos, salchichas, menudencias, y no podían faltar la mantequilla y la sal para el maíz.

Me sentía curado. Incluso comencé a descuidar los medicamentos. Olvidaba las fechas en que debía ir a la farmacia a renovar las recetas y pasaba dos y tres días sin tomarlos.

La inactividad física

Como escritor manejo cientos de datos simultáneamente. Combino el periodismo con otras ramas de la escritura, y trabajo por lo general en dos o tres proyectos que requieren que haga docenas de llamadas telefónicas a todas partes del país y el mundo, que mantenga correspondencia con cientos de gente, que lea docenas de documentos. Y todo dentro de plazos impostergables. Si un artículo es para mañana es para mañana. No hay excusa que valga.

Traducido al corazón significa peligro. Poco a poco había abandonado el ejercicio y regresado a la rutina de trabajar sin levantarme de la computadora diez y doce horas.

Dos ataques consecutivos

La última cita con el cardiólogo fue en mayo. Para finales de septiembre, con motivo del Mes de la Herencia Hispana, tenía un nuevo libro listo.

El día de la presentación, mientras daba una lectura, comencé a sentir un dolor intenso en el pecho. Terminé de leer y fui al baño. Me aplique una dosis de nitroglicerina debajo de la lengua. Regresé a la sala de conferencias a firmar autógrafos. El dolor persistía. Regresé al baño y volví a aplicarme una dosis de nitroglicerina debajo de la lengua. Tomé una aspirina. A los cinco minutos volví a aplicarme nitroglicerina pero no se alivió el dolor.

Mi esposa notó la palidez. Preguntó:

— ¿Estás bien?

—No muy bien. Tengo un dolor persistente en el pecho.

Sin pensarlo dos veces me llevó al hospital.

Dos arterias estaban obstruías. En una se produjo un trombo que impedía el flujo de sangre al corazón. A la Sala de Emergencia llegó mi cardiólogo y bajo su supervisión me realizaron un procedimiento que incluyó la inyección de un cóctel de medicamentos muy potentes para disolver el coágulo y dilatar las arterias. Había sufrido un leve infarto durante la presentación del libro y sufría otro mucho más severo en la sala de emergencia.

Me mantuve consciente durante el proceso. Sentía frío y miedo. Temblaba. Mi esposa estaba a mi lado acariciándome. Supongo que eso me dio la confianza y seguridad para pelearle a la muerte. Tenerla a mi lado era tan potente como la droga que derretía el coagulo en la puerta del corazón. Comprendí lo que quiso decir Hipócrates, el padre de la medicina, hace cientos de años: *No se debe menospreciar el poder terapéutico de la caricia.* Bueno, lo comprendí mientras escribía este capítulo. Ese momento solo sentía miedo y frío.

Segunda parte
Estado de la salud cardíaca de los hispanos

Capítulo 6

Las estadísticas

En los Estados Unidos *hispano* identifica a la población perteneciente o descendiente de una comunidad español hablante. El gobierno del presidente Richard Nixon instituyó el membrete en la década de 1970. En varias comunidades se lo rechaza por asociación al colonialismo, prefiriéndose *latino*.

La palabra hispano deriva del latín *hispanus*, relativo o perteneciente a Hispania, nombre que dieron los romanos a la Península Ibérica. La palabra latino deriva de *latín*, la lengua del Imperio Romano, lengua madre del español. Hispano y latino son sinónimos. Aunque, recalcan los lingüistas, así como no hay dos personas idénticas, tampoco una palabra es idéntica a otra. En los Estados Unidos *hispano* se utiliza en referencia a las estadísticas. Por ejemplo: el índice de obesidad entre los jóvenes hispanos va en aumento. *Latino* connota aspectos culturales tipo comida o música. Por ejemplo: un informe de prensa informa que el gran músico de jazz latino Bobby Valentín sufrió un derrame cerebral durante una presentación.

Mi identidad ha girado siempre en torno a ser padre, hijo, esposo, hermano, amigo, colega, vecino… Me consideré Raúl Guerrero antes que hispano o latino. La mayoría de mis amigos coincide. Si debemos incluir un membrete de origen geográfico-cultural a la identidad, antes que hispanos o latinos somos ecuatorianos, colombianos, mejicanos, salvadoreños, argentinos, puertorriqueños, dominicanos o cubanos.

Es que los hispanos constituimos una población diversa tanto en origen geográfico y racial como en condiciones socioeconómicas (ingresos y educación). Un hispano puede descender de los mayas y otros pueblos indígenas que poblaron Centro y Norte América antes que fueran Guatemala, México y Estados Unidos. Son hispanos los descendientes de los conquistadores españoles que fundaron la ciudad de Santa Fe, Nuevo México, un siglo antes del afamado Mayflower. Hispanos son los caribeños de ascendencia africana radicados en

Hartford, Nueva York y Miami. Los suramericanos mestizos desplazados por Los Ángeles, Carolina del Norte o Alaska a ofrecer su mano de obra. Hispanos somos incas, irlandeses, chinos, rusos, vascos, judíos, italianos, libaneses y alemanes. De los argentinos bromean que son italianos que hablan español, piensan que son ingleses y quieren vivir como estadounidenses. La profesora de la Universidad de Georgetown Bárbara Mujica observó: "Los hispanos sumamos un capítulo más a la larga historia de inmigrantes de los Estados Unidos, un país donde han convergido todas las nacionalidades y culturas para conformar una sociedad rica, muy rica en diversidad".

No obstante, sometido al papeleo interminable del hospital—formularios de admisión, de seguro, formularios autorizando la donación de los órganos y otros asuntos jurídicos, y formularios para darle a uno de alta—terminé encasquillado en la categoría demográfica de paciente hispano. Algo más: me convertí en estadística. Ahora formo parte del porcentaje de hispanos afectados por una enfermedad cardiovascular.

El estado de la salud cardiaca de los hispanos

Una vez liberado del hospital me enfoqué en el estudio de las diversas comunidades hispanas a lo largo y ancho del país. La primera pregunta:

¿Cuántos somos?

No hay cifras exactas. La Oficina del Censo estima que la población hispana supera los 52 millones. Constituye el 17 por ciento de la población general, y se proyecta que alcance el 25 por ciento para el 2040. De hecho, el año en curso (2014), el 26 por ciento de la población menor de 1 año es hispana. En California, el estado más poblado, la Oficina del Censo proyecta que la población hispana sobrepasará los 26 millones para 2040, constituyendo el 54 por ciento de la población total.

Somos una población joven. La edad promedio de los hispanos es de 27 años, mientras que la población general promedia 37 años. 60 por ciento es de origen mejicano, 20 por ciento de origen caribeño—Puerto Rico, Cuba y la República Dominicana—, y el 20 por ciento restante procede de España, Centro y Sur América. El sector hispano supera la población de Canadá y la mayoría de los países de habla hispana.

Estas estadísticas propician todo tipo de conjetura. Los políticos señalan que el voto hispano es un factor decisivo. Las empresas publicitarias hablan del mercado de mayor crecimiento, con un poder adquisitivo de 1.2 billones. Los expertos en salud pública advierten que las comunidades hispanas muestran índices peligrosamente elevados de hipertensión y diabetes. Un informe de las autoridades sanitarias de la ciudad de Nueva York pone el número de diabéticos en la ciudad sobre el medio millón, mayormente hispanos y negros.

La esperanza de vida

El Instituto Nacional de la Salud señala que las mujeres latinas tienen una esperanza de vida de 84 años y los hombres de 77. La esperanza de vida de los negros es de 75 años para las mujeres y 68 para los hombres. Los blancos no hispanos promedian 80 y 75.

La esperanza de vida de los hispanos es superior aunque reciben menor atención médica. Con respecto a la mortalidad relacionada al corazón, la Oficina del Censo señala que en 2010 los hispanos tenían un 20 por cientos menos de probabilidad de desarrollar enfermedades cardíacas que los blancos no hispanos. En 2008 los hispanos tenían un 40 por ciento menos de probabilidad de morir a causa de enfermedades cardíacas que sus pares blancos no hispanos.

Los expertos han denominado esta contradicción *Paradoja epidemiológica hispana*. ¿Cómo se explica? Una explicación: Los hispanos nacidos fuera de los Estados Unidos, principalmente en zonas rurales, crecieron con una alimentación a base de cereales, vegetales, frutas, y trajeron las costumbres alimenticias. Por ejemplo, un estudio de la Universidad de California de Los Ángeles (UCLA) demuestra que los hijos de madres inmigrantes recientes son más saludables que los hijos de las latinas nacidas en los Estados Unidos, aunque las primeras carecen de cuidado prenatal. El estudio analizó la dieta de las madres inmigrantes recientes. Consistía principalmente en frijoles y otras legumbres, tortillas de harina integral y chiles. Pero a medida que los hispanos se integran a la sociedad general adquieren hábitos como la comida de expendio rápido con exceso de grasa y carbohidratos, y la esperanza de vida decrece.

Una aclaración: los cambios demográficos en los países latinoamericanos, principalmente la explosión urbana, han alterado las costumbres alimenticias. En las ciudades sobrepobladas de América latina han proliferado los restaurantes de comida chatarra, y los nuevos patrones alimenticios cruzan las fronteras con los nuevos inmigrantes. Es decir, los inmigrantes recientes de los centros urbanos traen la predisposición al consumo excesivo de grasa, carbohidratos y sal.

Estudio de la Salud de las Comunidades Hispanas

Este importante estudio sobre la prevalencia de factores de riesgo de Los Institutos de la Salud Nacionales (NHI) muestra que el 80% de los hombres hispanos y el 71% de las mujeres presentan al menos un factor de riesgo

El estudio contó con la participación de 16.415 adultos del Bronx, Chicago, Miami y San Diego. Se analizaron los principales factores de riesgo para las enfermedades del corazón: presión alta, colesterol alto, obesidad, diabetes y tabaquismo. Se demostró que los hispanos con más de 10 años en los Estados Unidos y que prefieren utilizar el inglés están más propensos a tener tres o más factores de riesgo para un infarto o embolia. Este hallazgo corrobora la mencionada *Paradoja latina de la salud*.

Al efecto, me comentó el Dr. Olveen Carrasquillo de la Universidad de Miami:

—Los inmigrantes recientes son más saludables, en parte por la dieta, aunque con la aculturación sus hábitos se vuelven menos saludables. Pero otros factores entran en juego cuando hablamos de la Paradoja Latina. El optimismo y la reticencia innatos del inmigrante, y la cohesión familiar que está comprobado es determinante para la salud.

Las palabras del Dr. Carrasquillo coinciden con el comentario de una señora del Bronx que perdió una pierna a la diabetes. Me recibió sentada frente a la ventana con su música predilecta, salsa clásica, en el fondo:

—Una habilidad que tenemos los caribeños es la improvisación para vivir, igual que el jazz latino. Vivimos el momento, sacándole la esencia al presente. Muchos descartan esta actitud como irresponsable. Yo les digo, quizás, pero ayuda a combatir el estrés. Tanta gente se deprime pensando en el mañana y el pasado mañana. Nosotros no, si hay fiesta hoy, mata el pollo y ya, a disfrutar la fiesta. Mañana es otro día.

Postales de las zonas en riesgo

Un jornalero y el supervisor

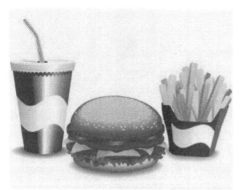

Los dos se consideran mexicanos. Uno nació en los Ángeles y el otro al sur de la frontera, en Sinaloa. Los dos trabajan para la misma compañía de construcción.

Jesús es supervisor. Nació en Los Ángeles hace 35 años. Comenzó a trabajar para la compañía constructora poco después de terminar la secundaria. Gana bien y tiene seguro médico. Acaba de comprar casa y vive solo.

—Mejor solo que mal acompañado —dice en español, pero su idioma principal es el inglés.

Hugo trabaja ocasionalmente. Por lo general trabaja tres días a la semana. Es el típico jornalero—hombres que se ven en algunas ciudades esperando desde la madrugada por un día de trabajo—. Comparte un apartamento de dos cuartos con ocho hombres, todos de Sinaloa.

Jesús desayuna en un restaurante: dos huevos, salchicha, pan, café y jugo de naranja. A las diez de la mañana va con otros supervisores a tomar café con pasteles. Almuerza un *Big Mac* con papas extra grandes y un litro de soda. A las tres toma café con un pastel. Después del trabajo se reúne con amigos y beben varias cervezas. Cena en la calle o calienta en el microondas una cena precocinada. Se baña y sale a tomar un par de cervezas más. Antes de las doce está en la cama.

Hugo envidia el estilo de vida que lleva el jefe. Hugo no puede darse *esos lujos*. Se levanta a las cuatro y media de la mañana y desayuna: una taza de café, una tortilla con queso y fruta. Enfunda el almuerzo, un par de burritos con arroz y frijoles, y una banana o una naranja. No come nada más durante el día. La cena la prepara una señora de su pueblo natal a quien él y los compañeros de casa contratan. Ella viene en la tarde y deja la comida preparada, incluyendo los almuerzos para el día siguiente. También les deja una lista del mercado. Es igual con todos sus conocidos. Viven varios amigos o parientes en un departamento y una paisana les cocina. Es lo más económico, y la comida de la tierra natal hace la vida más llevadera.

Observa Hugo:

—A veces también tomamos unas cervecitas. No mucho entre semana, pero el fin de semana sí que nos damos gusto.

Jesús y Hugo miden aproximadamente 1 metro 70 centímetros de estatura (5 pies con 5 pulgadas). Jesús pesa 180 libras. Hugo no pasa de 130. Hugo no ha visitado un dispensario médico en diez años. Jesús tuvo un accidente de trabajo tres años atrás. Lo tuvieron que llevar a la Sala de Emergencia. Le dieron de alta al día siguiente. Jesús dice que lo encontraron más fuerte que un roble.

Le pregunto:

— ¿No has visitado al médico desde que tuviste el accidente?

—Claro que no, ¿para qué? —Flexionando el brazo muestra el bíceps, la prueba de su fortaleza y buena salud.

—Para qué visitar al doctor si uno está fuerte —concuerda Hugo, y se despide. Le espera una hora y media de caminata a casa. Mientras camina, me confesó, sueña con tener una camioneta propia, *una troca*, y así conseguir un trabajo más lucrativo. Acceder al estilo de vida del jefe es su meta.

Al mes de la entrevista recibí una llamada de Los Ángeles. Era Jesús. Estaba interno en centro de rehabilitación física. Un derrame cerebral le paralizó el lado izquierdo del cuerpo. Con la terapia adecuada, le dijeron los médicos, se repondría en cuestión de meses.

Capítulo 7

El rostro tras las estadísticas

Visité estados con altos índices de población hispana. Quería conocer al Pedro y a la María que conforman el 25 por ciento de la población afectada por la diabetes, la obesidad y la presión arterial alta.

Los entrevisté en iglesias, eventos deportivos, celebraciones cívicas y ferias de salud. También acudí a la sede de un sindicato. Entrevisté a personas de distintas edades, origen y ocupación: una empleada doméstica, trabajadores agrícolas de una plantación de remolacha, al supervisor de una compañía de construcción, dos obreras en una fábrica automotriz. Entrevisté a dos banqueros, un estudiante de ingeniería de computación, a una vendedora de productos de belleza, al cocinero de un restaurante famoso, un carnicero, una periodista, un profesor universitario, a varios médicos y jóvenes desempleados. Entrevisté un total de 200 personas. No fue un estudio científico. Simplemente buscaba ponerle rostro a las estadísticas.

Así nació la sección *Postales des las zonas en riesgo.* Son casos reales que sustentan las estadísticas. Las preguntas e inquietudes formuladas en el seno de estas comunidades se convirtieron en la sección **DICE EL DOCTOR**.

Me preguntó mi esposa:

— ¿Qué fue lo más alarmante que encontraste?

—Sin duda, el elevado índice de obesidad entre los adolescentes.

Camino a la obesidad

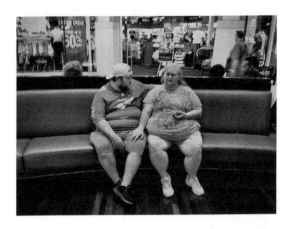

Pedro es estudiante de secundaria de 17 años. Sus antepasados llegaron a Colorado a trabajar en las plantaciones de remolacha a mediados del siglo 19. Habla poco español. Lo que sabe aprendió en la escuela. Tampoco la madre lo habla, aunque ella se siente muy orgullosa de ser mexicana.

—Yo soy muy mexicana –dijo, riéndose y pasándose la palma de la mano por el pelo pintado de rubio—. Para muestra mire mi pelo, igualito al de las presentadoras de noticias de la televisión hispana y las actrices de las telenovelas.

Pedro es inteligente y serio. Quiere estudiar ingeniería de computación. Ya ha sido aceptado a la universidad estatal de Colorado. Su día comienza a las seis de la mañana. No desayuna en casa porque se levanta justo a tiempo para tomar el ómnibus de la escuela. Desayuna en la escuela. El desayuno consiste en un refresco y un sándwich de crema de queso. La cafetería no es administrada por la escuela. La ciudad ha vendido el derecho a una compañía privada que promueve el consumo de gaseosas en vez de leche, y papas fritas, hamburguesas y más comidas chatarra en vez de ensaladas, frutas y otros alimentos saludables.

Pedro llega de la escuela a las dos de la tarde. Se sienta a jugar y chatear en la computadora unas cuatro horas. La madre llega del trabajo cansada después de ocho y diez horas también sentada frente a una computadora. Ella es secretaria en un sindicato de trabajadores agrícolas.

Cenan en un restaurante de comida rápida. Taco Bell y McDonald's son los preferidos. La cena típica es de tres o cuatro hamburguesas con queso, una porción de papas fritas tamaño extra grande y un pastel de manzana. Como ambos establecimiento ofrecen cuanta soda puedan beber por el precio de una, Pedro se llena el vaso tres o cuatro veces. Los jueves van a Pizza Hut. Pedro come una pizza grande y la madre una pequeña.

Después de la cena, Pedro se conecta en-línea con amigos para unirse a un juego de video muy popular y estudiar y mirar la televisión con el control remoto en la mano. Pedro me comentó que su generación ha transformado en genética la habilidad de realizar múltiples tareas de manera simultánea, acentuando la expresión del inglés *multi-tasking*.

Le pregunté:

— ¿Qué deporte practicas?

Pedro no practica ningún deporte. No realiza ninguna actividad física.

Pedro camina al filo de la obesidad.

Capítulo 8

Falta de prevención

El administrador de una clínica para pacientes de bajos recursos en la ciudad de Washington organizó una charla sobre el corazón.

Un joven médico dominicano expuso el caso de un paciente que había descuidado la diabetes a tal punto que le tuvieron que amputar las piernas. Murió poco después.

—Una muerte prematura, apenas tenía cuarenta años. Tratada a tiempo, la diabetes se puede controlar.

El administrador de la clínica:

—La costumbre nuestra de acudir al médico solo cuando estamos demasiado enfermos...

Una señora salvadoreña lo interrumpe:

—No es cuestión de costumbres. Muchos no tenemos seguro médico. Somos indocumentados.

Los presentes asienten con la cabeza. El médico dominicano:

—El sesenta por ciento de los hispanos no tiene seguro. La situación es peor entre los inmigrantes recientes. Alcanza el 75 por ciento.

—Sin seguro no queda más que ignorar los dolores –insiste la misma señora salvadoreña, madre de dos niñas—. Cuando mis hijas tienen catarro o alguna infección vamos a la tienda de la esquina y compramos penicilina. Una cápsula de penicilina cuesta cincuenta centavos. Con diez penicilinas se cura cualquier infección. Una visita al doctor cuesta cien dólares mínimo. Ochenta dólares si las llevo a la enfermera de la farmacia, y ¿qué me dicen? La niña tiene fiebre. Necesita penicilina. Tome está receta y venga la próxima semana. La receta cuesta cincuenta dólares. Yo gano 200 dólares a la semana.

La sala de espera de la clínica está llena. Se anunció que después de la charla se harían pruebas de sangre gratis para detectar el nivel de glucosa en la sangre.

Los presentes saben que la diabetes es un problema en las comunidades hispanas. Lo leyeron en los periódicos o escucharon en los noticieros de radio y televisión. Una señora de unos setenta años,

Doña Carmen, precisa que la diabetes afecta a los hispanos el doble que a los *gringos*.

Un peruano de edad media añade que es una cuestión racial:

—La diabetes afecta principalmente a la raza latina y a la negra.

—Doña Carmen, que en su Colombia natal fue maestra, lo corrige:

—No hay una raza latina. Somos un grupo étnico. Pero tiene usted razón, algunos problemas de salud son raciales. Leí que la presión arterial alta afecta más a los negros. También leí que los hispanos tenemos un gene propenso a la obesidad, un rezago de los indígenas que gracias a este gene pudieron almacenar la grasa necesaria para sobrevivir las épocas de escasez.

—Te das cuenta, mi panza es genética —un hombre barrigón de origen ecuatoriano le dice a la esposa—, y tú acusando a la cerveza.

El médico joven pregunta quiénes se han hecho un examen en los últimos doce meses para determinar si tienen diabetes. Tres de los veinte alzan la mano.

Un informe del Departamento de Salud de la Ciudad de Nueva York sobre los diabéticos ilustra la falta de prevención: la mitad del medio millón de afectados no lo sabe.

El joven doctor prosigue en tono docente:

—La falta de prevención es más notoria entre los hombres. Desde la niñez nos inculcan que una característica masculina es aguantar el dolor sin quejarnos, a lo macho. Pero el dolor es el idioma del cuerpo. El dolor nos dice cuando algo no está funcionando bien. Incluso debemos adelantarnos al dolor. Algunos factores de riesgo para las enfermedades cardiacas son asintomáticos. Sin una prueba de sangre no hay forma de saber si tenemos el colesterol alto, o si el nivel de azúcar en la sangre es excesivo. La mejor manera de cuidar el cuerpo es un examen físico anual.

El administrador secunda al médico:

—Y la prevención es buena amiga de la billetera. Un examen físico anual nos ahorrará miles de dólares en costos médicos.

—O funerales —bromea el ecuatoriano barrigón.

El doctor:

—No siempre el desenlace inmediato es la muerte. Esperar que una enfermedad esté demasiado avanzada antes de buscar atención médica puede dejar a una persona incapacitada, postrada en una cama, sin poder trabajar, reducida a la pobreza.

Doña Carmen:

—Como el hombre visita menos al doctor la mujer tiene una vida más larga. Leí que en los Estados Unidos hay tres viudas por cada hombre mayor de sesenta y cinco años. En algunos estados hay hasta seis viudas por cada hombre.

—Viste –el ecuatoriano barrigón le advierte burlón a la esposa—, trátame con cariño que la competición está dura en la calle.

Una caribeña de no más de treinta años toma la palabra displicente:

—Yo no sé porque se complican tanto la vida. Yo ya tengo ahorrado lo suficiente para regresar a mi país este verano y hacerme una lipo (liposucción). Con la cirugía se termina el sobrepeso, la diabetes y todas estas tonterías.

El administrador de la clínica explica:

—Los hispanos somos muy adeptos a encontrarle el truco a las cosas. Encontrar la solución más rápida y fácil a los problemas, incluso a los problemas de salud. Basta mirar las propagandas de la televisión para darnos cuenta que el mundo está lleno de gente inescrupulosa, charlatanes que se aprovechan de los ingenuos y ofrecen toda clase de milagros. En una sola noche pude ver que se promueven desde curanderos del Amazonas hasta astrólogos gitanos, desde cinturones que queman la grasa mientras uno duerme hasta ungüentos que devuelven la potencia sexual o garantizan senos descomunales en dos semanas. Y, claro, las cirugías cosméticas. Muchas personas creen que una liposucción les devolverá la figura de antaño y resolverá las enfermedades relacionadas al sobrepeso. La liposucción no tiene ningún efecto sobre el nivel de colesterol, la diabetes ni otros factores de riesgo para las enfermedades del corazón.

Postales de las zonas en riesgo:

La turista cosmética

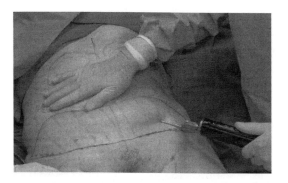

La familia García es unida y próspera. Conforman la familia los padres y dos hijos adultos. Emigraron de Santo Domingo hace quince años. El padre es dueño de una pequeña compañía de limpieza que emplea a diez personas. Él trabaja igual que los empleados, lo cual contribuye a que se mantenga en forma. Camina una hora tres veces a la semana con la esposa. Tiene sesenta y ocho años. El único problema de salud es la presión arterial alta, una condición que mantiene bajo control con medicamentos y un nivel muy bajo de sal en la comida. Ayuda mucho que la esposa prepara la comida todos los días. La esposa vende productos de belleza y su horario es flexible. Los dos tienen un acuerdo: ella cocina y él lava los platos. Una cena típica consiste en ensalada, el plato fuerte con arroz, frijoles negros y pollo o chuleta sin grasa. De postre comen gelatina sin azúcar o una fruta.

Es una familia muy alegre. Siempre hay música en casa. El hijo dice que es común que los padres se pongan a bailar después de comer. El hijo es psicólogo, trabaja con el sistema escolar. Va al gimnasio todas las noches.

Los tres se mantienen en buen estado físico. La hija, en lo que a la salud se refiere, dice la madre, es la oveja negra. Mantiene dos trabajos. De día es secretaria y por la noche trabaja de recepcionista en un bufete de abogados de inmigración.

—Mi hija no hace ningún ejercicio —lamenta la madre—. Yo le digo que en vez de trabajar tanto debe ir al gimnasio con su hermano. No me hace caso. Trabaja mucho porque quiere regresar a

Santo Domingo a hacerse una liposucción. También piensa arreglarse el busto y la nariz. Ella dice que no tiene sentido matarse haciendo ejercicio si ahora tenemos la tecnología para quitarse la gordura. Ella sigue la moda actual del turismo cosmético. El próximo año se irá de vacaciones y va a regresar hecha una sirena, o dice ella, una Barbie. Eso sí, una Barbie con curvas, porque a nosotros los dominicanos nos gustan las curvas, nada de parecer un fideo.

La futura Barbie también fuma una cajetilla de cigarrillos al día. Tiene 28 años. La madre fue en su juventud enfermera y no tiene reparo en abordar el tema de la sexualidad. Me comentó que su hija toma la píldora anticonceptiva ya por varios años. Ella le ha advertido que la combinación de la píldora y el cigarrillo es muy peligrosa para el corazón. Pero la hija no hace caso. Piensa que los infartos son cosa de viejos. Solo los hombres después de la jubilación tienen infartos.

Antes que la hija emprendiera sus vacaciones cosméticas me llamó la madre.

—Quizás aporte algo a su estudio la información que le voy a dar. Quizás ayude a comprender el peligro de dejarse llevar de las propagandas. Mi hija sufrió un infarto la semana pasada. Gracias a Dios no fue muy serio. Le diagnosticaron diabetes tipo 2 y la presión alta. Una mujer tan joven y ya con enfermedades de viejo.

Capítulo 9

Factores culturales

Aspectos culturales como la religión, las relaciones familiares, la música, e incluso el idioma juegan un papel vital en la salud de las distintas comunidades hispanas. La inhabilidad de muchos hispanos para expresar una condición médica es un factor de riesgo importante. En este capítulo exploraremos tres aspectos culturales que tiene un efecto directo en la salud del corazón: el idioma, la religión y las relaciones familiares.

9.1 El idioma

¿Es el idioma un factor de riesgo para la salud? Muchos pacientes hispanos no hablan suficiente inglés para navegar el complejo sistema de salud. Se ahogan en el laberinto administrativo de formularios y entrevistas. Tampoco pueden comunicar con claridad sus síntomas y trastornos. Y son muchos los profesionales de la salud que no tienen la competencia lingüística o cultural para atender al creciente número de pacientes hispanos. Los expertos en salud pública coinciden en que el idioma es un factor fundamental para el diagnóstico y formulación de tratamientos. Es así que hospitales y centros médicos están en la obligación de facilitar los servicios de intérpretes.

Pero sabemos que una cosa es legislar y otra muy distinta acatar las leyes. En muchos casos son los hijos, parientes o amigos que sirven de intérpretes. El uso de intérpretes improvisados ha resultado en situaciones lamentables. El caso de un abuelo que mostraba síntomas de depresión y acudió al psiquiatra con su nieta de intérprete es una buena ilustración. Para determinar si había indicios de esquizofrenia, el psiquiatra le pidió a la niña que le preguntara al abuelo si escuchaba voces, un síntoma de la esquizofrenia. El abuelo contestó que sí, que escuchaba claramente las voces de la niña y la del doctor. La nieta le dijo al psiquiatra que su abuelo sí escuchaba voces y éste le recetó medicamentos antisicóticos.

Comentó una abogada de Hartford, Connecticut:

—En ciertos casos, errores médicos provocados por la incomunicación se consideran negligencia, y son penados.

Una enfermera añadió categórica:

—Está bien que se hagan cumplir las leyes, y se impongan castigos financieros a quienes no las cumplen, pero estamos hablando de asuntos vida o muerte. ¿De qué te sirve ganar un juicio sí estás bajo tierra? Peor si la víctima es un hijo. No hay dinero en el mundo que compense la muerte de un hijo. Yo creo que todos tenemos la obligación de aprender a comunicar información básica sobre la salud. Debemos estar preparados para cuando no haya un intérprete a mano. Tengo pacientes que viven diez años en Estados Unidos y pueden pedir cerveza y otros tragos en cualquier bar, o pueden expresar la talla de vestido o el color exacto de lápiz labial, pero no pueden comunicar que les duele el pecho o les falta la respiración. Todo el mundo debe saber expresar el nivel de dolor en una escala de 1 a 10, que es la escala que utilizan los hospitales. Debemos aprender a comunicar los síntomas de las enfermedades, los efectos de los medicamentos como vómito, mareos, desorientación, fatiga, ansiedad, falta de respiración, ahogos o cualquier impedimento a los sentidos. Esto es esencial si tenemos diabetes, una afección cardíaca, un cáncer, o cualquier enfermedad crónica. Es esencial si tenemos hijos pequeños. También es muy importante comunicar que tenemos alergias.

Y la enfermera prosiguió:

—El asunto del idioma va más allá del inglés y el español. Aun si el médico o enfermera que te trata habla español o tú hablas inglés, es necesario dedicar unos minutos a pensar sobre la razón de la visita al médico y estar preparado para comunicar lo que sentimos. Pasa más a menudo de lo que uno cree, al llegar a la oficina del médico el paciente olvida lo que iba a preguntar. Un médico dedica un promedio de 5 minutos por paciente. Yo recomiendo escribir una lista que incluya las preguntas que desea hacer, los síntomas, las sensaciones extrañas, los dolores y las reacciones a los medicamentos. También debemos llevar una lista de los medicamentos prescritos y caseros, y un resumen de nuestro historial clínico.

Haciendo el papel de abogado del diablo intercedo:

— ¿No son los exámenes de sangre y las radiografías suficientes para el diagnóstico?

—Los exámenes de sangre, las radiografías y otros análisis son herramientas vitales que utilizan los médicos para diagnosticar y tratar una enfermedad, pero el paciente sigue siendo la fuente más importante de información.

9.2 La religión

Una encuesta realizada por Gallup, empresa especializada en sondeos de opinión pública, muestra que las personas con afiliación religiosa, sin importar la afiliación, gozan de una mejor calidad de vida. Tienen una mejor salud emocional y física.

Las personas que asisten con regularidad a iglesias, templos o sinagogas respondieron que:

- Gozan de mejor salud cardiovascular
- Viven más tiempo (un promedio de 7 años más)
- Padecen menores índices de depresión o por periodos más breves
- Tiene una visión más optimista de la vida
- Tienen menores problemas con drogas y otras adicciones
- Tienen hábitos más saludables

DICE EL DOCTOR

— ¿Cómo explica la ciencia que la participación en ceremonias religiosas se traduzca a un índice menor de mortalidad, y menos casos de depresión, y una mejor salud en general?

—Las instituciones religiosas tiene servicios de consejería, prestan apoyo económico y atención médica a los miembros. Se puede hablar con el cura, el pastor o el rabino sobre los problemas que agobian. El simple hecho de hablar con alguien alivia el estrés. Desahoga. Es lo que hace el estrés, ahoga a la gente. Y la religión es un recurso contra el sentimiento de impotencia que puede causar depresión. Me comentó un paciente que cuando se enfermaba antes de tener seguro de salud, no tenía más remedio que pedirle a Dios. Su único remedio era la fe.

9.3 La familia
Aspectos positivos

Es innegable el efecto positivo que ejerce la familia en la salud. Una persona que vive en familia tiene siete años más de vida que las personas solitarias. Un hombre casado vive más que uno soltero. Las razones son obvias. Se lleva una vida más organizada en familia, con dietas balanceadas. La pareja, los hijos u otros familiares ayudan a seguir los tratamientos, el estilo de vida adecuado. También proveen los primeros auxilios en casos de emergencia.

Otro factor es el contacto humano y el afecto. Está demostrado que el afecto incide en que la gente se mantenga saludable y vigorosa. El afecto hace que los pacientes tengan más confianza y ganas de luchar contra las enfermedades. El contacto y el afecto para los hispanos van de la mano. Un hispano expresa su afecto con abrazos y besos. Según los Institutos Nacionales de Salud (NIH por las siglas en inglés), el contacto humano tiene un efecto protector, produce dopamina, una sustancia vinculada con el buen ánimo.

La Universidad de Miami realizó un experimento con niños prematuros y viudas propensas a la depresión. El experimento consistió en una terapia de contacto de las viudas con los bebés prematuros que estaban en incubadoras. Las ancianas acariciaban a los bebés todos los días. El resultado fue que los bebés mostraron mayor crecimiento físico que los bebés prematuros que no recibieron la terapia de caricia, y las ancianas mostraron menor incidencia de depresión.

Diane Ackerman escribe en su libro *Historia natural de los sentidos* que la falta de contacto físico en las personas de cualquier edad conduce a la enfermedad. Una persona sin contacto físico se siente mutilada.

El caso de doña Elena en la ciudad de Orlando, Florida, ilustra el aspecto positivo de la familia. Doña Elena es una anciana cubana, residente en un centro de jubilados que pueden valerse por sí mismos.

—Si no fuera por mi sobrina ya estaría muerta hace tiempo.

Doña Elena se refiere no solo al afecto que le presta la sobrina (también Elena, una abogada). Dos veces a la semana almuerzan juntas. Es el punto alto de su semana, explica doña Elena, le interrumpe la soledad. También organizan las citas con los médicos.

—Y mi sobrina me ayuda a hacer los pagos. Es que a mis años me olvido de todo.

Doña Elena sufre de epilepsia. Tiene dos hijos, pero ninguno vive cerca.

—Los hijos crecen y tienen sus propias familias. Dios no me dio una hija, pero le agradezco todos los días por esta sobrina. Elenita tiene un sitio garantizado en el cielo.

La sobrina sonríe. Le pide que no exagere, y le recuerda la cita del próximo viernes en el salón de belleza.

Doña Elena, entre risas:

—No sé para qué voy al salón, no tengo ni a quien coquetearle.

—Por ti misma –la sobrina le aprieta la mano sobre la mesa—. Si luces bien, te sientes bien.

Aspectos peligrosos

Como podemos ver, la familia para los hispanos va más allá de los padres y los hijos, lo que en inglés se denomina familia nuclear. La familia hispana es un grupo más extenso, incluye abuelos, hermanos, primos, tíos, sobrinos, ahijados y compadres. Para algunos es una responsabilidad económica que les exige trabajar hasta veinte horas al día. Mantener la familia inmediata en los Estados Unidos y la familia extendida en el país de origen significa dos y tres trabajos.

Sin las remesas de los inmigrantes la situación económica de América latina sería más precaria. Las remesas de los inmigrantes constituyen en algunos países la principal fuente de ingresos. Nadie puede negar el valor de la generosidad y solidaridad con los familiares, pero la generosidad excesiva, como toda moneda, tiene un reverso. Los padres y las madres que trabajan día y noche no tienen tiempo para ocuparse de los hijos, y éstos se crían con la única guía de la televisión y la calle.

No prestar la debida atención a los hijos ocasiona problemas sociales y de salud. Muchos niños no practican ningún deporte, no tienen actividades físicas, y comen productos nocivos en cantidades excesivas. La televisión bombardea publicidad de productos dañinos. El índice de obesidad en los niños y los adolescentes hispanos es uno de los más altos, y por primera vez en la historia se ve casos de diabetes tipo 2 en niños menores de doce años.

Otros problemas que confrontan muchos niños hispanos son la deserción escolar, las drogas y las pandillas. Gary Orfield, profesor de educación y director del Centro de Derechos Civiles de la Universidad de Harvard, me comentó que en ciudades como Nueva York, Los Ángeles y Chicago casi la mitad de los estudiantes hispanos no se gradúa de la secundaria. Y este fenómeno tiene un efecto directo en la salud cardiovascular.

La probabilidad de contraer una enfermedad cardíaca entre personas que no terminan la secundaria se duplica. El estado de salud está directamente relacionado al nivel económico. No terminar la secundaria reduce a la gente al nivel más bajo del escalafón socioeconómico, es decir, vivir en lugares de mayor contaminación ambiental, con mayor nivel de delincuencia y dietas insalubres. El ya citado *Estudio de la Salud de las Comunidades Hispanas* muestra que los hispanos con nivel más bajo de educación y con ingresos anuales menores a $20.000 son más propensos a los factores de riesgo cardiovascular.

La deserción escolar también incide en las enfermedades cardiovasculares de los padres. Ningún sedativo puede controlar el estrés de ver a los hijos descarriados o enfermos. La única forma de evitar el estrés es no dejar que los problemas lleguen al nivel de crisis. Gary Orfield dice que el problema de la educación secundaria comienza mucho antes que los estudiantes entran a la secundaria. Es necesario intervenir cuando los hijos están en el quinto, sexto y séptimo grados, pedir que la escuela les provea tutores. Si los estudiantes no se nivelan antes de llegar a la secundaria es muy difícil que se gradúen.

Es necesario hablar con los consejeros de la escuela. Si el idioma es un problema, pida los servicios de un intérprete. Si las escuelas no tienen intérpretes, siempre hay voluntarios, incluso los maestros de español pueden ayudar. Todas las ciudades tienen agencias sociales que pueden guiar a los padres. La biblioteca pública es un buen recurso. Por lo general hay bibliotecarios bilingües que le referirán a expertos. También las iglesias son un buen recurso.

Tercera Parte
Un vistazo enciclopédico del corazón

Capítulo 10

¿Qué es el corazón?

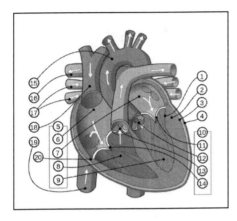

El corazón pesa entre 7 y 15 onzas (200 a 425 gramos) y es un poco más grande que un puño. El corazón late un promedio de 100.000 veces al día, bombeando unos 2.000 galones (7.571 litros) de sangre.

1. Endocardio
2. Miocardio
3. Epicardio
4. Pericardio
5. Cámaras cardíacas
6. Aurícula derecha
7. Aurícula izquierda
8. Ventrículo derecho
9. Ventrículo izquierdo
10. Válvula cardiaca
11. Válvula mitral
12. Válvula aórtica
13. Válvula pulmonar
14. Válvula tricúspide
15. Arteria aorta
16. Arteria pulmonar
17. Venas pulmonares
18. Vena cava superior
19. Vena cava inferior

El corazón es un órgano muscular. Lo conforma el músculo miocardio, de ahí deriva el adjetivo *cardiaco*: pertinente al corazón. La función del corazón es bombear sangre a través de los pulmones, donde recibe oxígeno. De los pulmones la sangre continúa a otros órganos, incluso al cerebro, los riñones y el hígado.

Una pared muscular divide el interior del corazón en dos partes que actúan como dos corazones coordinados. La parte derecha recibe la sangre del cuerpo y la bombea a través de los pulmones. La izquierda recibe la sangre oxigenada de los pulmones y la bombea de regreso a los órganos del cuerpo.

Estas dos partes están divididas en cuatro cámaras, dos aurículas y dos ventrículos. Cuatro válvulas separan las cámaras. Las válvulas controlan el flujo de sangre de las aurículas a los ventrículos. Funcionan como tapas para que la sangre fluya solo en una dirección: de la aurícula derecha al ventrículo derecho y a los pulmones, entonces a la aurícula izquierda y al ventrículo izquierdo y entonces a todos los órganos. Cuando se cierran impiden que la sangre regrese a las aurículas o a los ventrículos. Cuando se abren permiten que la sangre oxigenada sea bombeada al organismo y la sangre sin oxígeno a los pulmones.

Función de las cámaras y las válvulas

1. **La válvula tricúspide**. Controla el flujo sanguíneo entre la aurícula derecha y el ventrículo derecho.
2. **La válvula pulmonar**. Controla el flujo sanguíneo del ventrículo derecho a las arterias pulmonares, las cuales transportan la sangre a los pulmones para oxigenarla.
3. **La válvula mitral**. Permite que la sangre rica en oxígeno proveniente de los pulmones pase de la aurícula izquierda al ventrículo izquierdo.
4. **La válvula aórtica**. Permite que la sangre rica en oxígeno pase del ventrículo izquierdo a la aorta, la arteria más grande del cuerpo, la cual transporta la sangre al resto del organismo.

DICE EL DOCTOR

— ¿Cuál es ciclo de la circulación de la sangre?

—La sangre recoge oxígeno a su paso por los pulmones y desde el corazón lo distribuye al resto del cuerpo. Al viajar por el cuerpo la sangre va quedándose sin oxígeno y nutrientes. Regresa al corazón por las venas para ser bombeada a los pulmones a recoger más oxígeno. El ciclo se lo puede resumir en 5 pasos:

1. El corazón bombea la sangre desde el ventrículo derecho hacia los pulmones.
2. En los pulmones la sangre se deshace del carbono anhídrido carbónico y se oxigena.
1. La sangre oxigenada regresa a la aurícula izquierda.
2. El corazón bombea la sangre oxigenada desde el ventrículo izquierdo a la aorta y se distribuye a todo el cuerpo por las arterias y vasos sanguíneos.
3. La sangre llena de desperdicios y sin oxígeno regresa a la aurícula derecha por las venas cavas, la superior de la cabeza y los brazos, la inferior de la parte inferior del cuerpo y las piernas.

Todos los días viajan unos 7,500 litros de sangre a través de aproximadamente 97 mil kilómetros de vasos sanguíneos que se ramifican y entrecruzan.

Capítulo 11

¿Cómo funciona el corazón?

El corazón actúa como una bomba que impulsa la sangre hacia los órganos, tejidos y células del organismo. Para realizar esta doble función el corazón se contrae y se relaja rítmicamente. La contracción se llama sístole, que es cuando se expulsa la sangre. La relajación muscular se llama diástole, es cuando atrae la sangre hacia el interior del corazón.

Los músculos del corazón son involuntarios, contrario a los de los brazos o piernas. Los músculos del corazón funcionan de manera automática. El ritmo cardíaco está regulado por impulsos nerviosos que el cerebro emite y sustancias químicas u hormonas como la adrenalina. Para funcionar apropiadamente el corazón necesita oxígeno y nutrientes que las células suplen por medio de arterias especiales denominadas arterias coronarias.

DICE EL DOCTOR

— ¿Qué pasa si el corazón no funciona adecuadamente?

—Si el flujo de sangre al corazón disminuye o se detiene, o el ritmo de los latidos se altera, la vida peligra.

— ¿Influye el comportamiento de una persona en el buen funcionamiento del corazón?

—Igual que sucede con el motor de un auto, cuánto tiempo el corazón funcione y de qué manera depende del trato.

— ¿Hay que darle mantenimiento al corazón como al auto?

—Lamentablemente mucha gente cuida el auto mejor que al cuerpo. Comentaba el doctor Denton A. Cooley, Presidente del Instituto del Corazón. Muchos se esmeran en cuidar el coche, cambian el aceite, realizan la afinación de manera periódica y utilizan la gasolina apropiada. Pero al cuerpo alimentan comidas con altos contenidos de grasa y sal. Fuman y nunca hacen ejercicio. Los adelantos médicos no pueden erradicar las enfermedades cardiovasculares. La buena salud depende en gran medida que la gente haga su parte.

Capítulo 12

Los factores de riesgo

En medicina, factor es un componente de la causa de una enfermedad. La palabra riesgo significa estar expuesto a un peligro. Los factores de riesgo son un conjunto de hábitos y condiciones que pueden provocar una enfermedad.

Los factores de riesgo se dividen en dos categorías: principales y contribuyentes. Los factores de riesgo principales son aquellos cuyo efecto ha sido comprobado. Los factores contribuyentes son aquellos que los médicos creen que inciden en un mayor riesgo cardiovascular, pero cuyo papel exacto no ha sido definido.

Mientras más factores de riesgos una persona tenga, mayores son las probabilidades de una enfermedad cardíaca. Más de tres factores de riesgos pueden aumentar hasta diez veces las probabilidades de un infarto o un derrame cerebral.

Algunos factores de riesgo pueden modificarse por medio de fármacos o cambios en el estilo de vida. Otros factores de riesgo no se pueden alterar. Los factores de riesgo se dividen en genéticos (inalterables) y adquiridos.

12.1 Factores genéticos

La genética es la ciencia que estudia la herencia biológica. Deriva del griego génesis, que significa origen, nacimiento. También las palabras genitivo, congenitito, generación, genealogía y gen tienen el mismo origen. ADN son las iniciales de ácido desoxirribonucleico, una sustancia en el núcleo de las células donde se encuentran codificados los genes. La célula es el elemento básico del cuerpo. Los genes son similares al plano de una casa, es el modelo estructural de la casa, pero no es la casa terminada.

Los genes se trasmiten de una generación a otra. Así como el hijo le hereda a la madre el color de los ojos, el nieto al abuelo el tamaño del pie, también la predisposición a ciertas enfermedades se transmite de una generación a otra. En cuanto al corazón, se estima que un 30 por ciento depende de la genética.

Los problemas del corazón son la principal causa de muerte entre diabéticos, especialmente aquellos que sufren de diabetes tipo 2 (también denominada 'diabetes no insulinodependiente'). Ciertos grupos raciales y étnicos (negros, hispanos, asiáticos, polinesios, micronesios, melanesios y amerindios) tienen una mayor propensión a la diabetes. La Asociación Americana del Corazón (AHA) calcula queun 65% de pacientes diabéticos muere de algún tipo de enfermedad cardiovascular. El control de los niveles de glucosa (azúcar) en la sangre reduce el riesgo cardiovascular. También se ha determinado que los negros sufren de hipertensión más grave y tienen un mayor riesgo cardiovascular que los blancos.

DICE EL DOCTOR

— ¿Qué se puede hacer para combatir los factores genéticos?

—Aunque la ingeniería genética esté en plena evolución, hoy en día no se puede hacer mucho para cambiarlos. Lo único es la prevención. Si los padres, abuelos, tíos, hermanos y más familiares consanguíneos han tenido una enfermedad cardiaca o uno de los factores de riesgo como la diabetes o la presión alta, las probabilidades de contraer una afección crece un 30 por ciento. He tenido pacientes cuyos padres fallecieron antes de los cincuenta años por afecciones cardiacas, pero gracias a un estilo de vida apropiado y una estrategia farmacológica de prevención lograron invertir la predisposición genética.

— ¿Es la edad un factor de riesgo?

—El envejecimiento supone un mayor riesgo de sufrir enfermedades del corazón. Aproximadamente 4 de 5 muertes debidas a una enfermedad cardíaca se producen en personas mayores de 65 años. La edad tiende a deteriorar la actividad del corazón. Por ejemplo, aumenta el grosor de las paredes del corazón, las arterias pueden endurecerse y perder flexibilidad, lo que significa que el corazón no bombea la sangre con la misma eficacia.

— ¿El sexo de la persona influye en la salud cardiaca?

—Las hormonas sexuales protegen a las mujeres de las enfermedades del corazón hasta la menopausia. Después de la menopausia el riesgo crece para las mujeres. Las mujeres mayores de 65 años de edad tienen aproximadamente el mismo riesgo cardiovascular que los hombres de la misma edad. (Ver capítulo *El corazón de la mujer.*)

12.2 Los factores de riesgo adquiridos más importantes

1. La diabetes
2. El colesterol alto
3. El sobrepeso y la obesidad
4. La presión arterial alta
5. Fumar
6. La dieta
7. La falta de actividad física

1. La diabetes

Es una afección del páncreas que impide la producción de la insulina que controla el nivel de azúcar (glucosa) en la sangre. El exceso de azúcar en la sangre provoca el estrechamiento de las arterias. Todas las personas que tienen diabetes, tarde o temprano, contraerán una afección cardiaca si no la controlan a través de medicamentos y modificaciones en el estilo de vida, en particular la dieta y el ejercicio (ver capítulos sobre dieta y actividad física en *Estilo de Vida*).

2. El colesterol

El colesterol es una sustancia grasa (un lípido) presente en todas las células del organismo. El hígado elabora el colesterol que el organismo necesita para formar las membranas celulares y producir ciertas hormonas. Cuando comemos alimentos de origen animal como la carne, huevos y productos lácteos introducimos colesterol adicional al organismo. Aunque a menudo atribuimos la elevación del colesterol en la sangre al colesterol que contienen los alimentos que comemos, el causante principal de este aumento es la grasa saturada que éstos contienen. La materia grasa de los productos lácteos, la grasa de la carne roja y los aceites tropicales como el aceite de coco son ejemplos de alimentos ricos en grasa saturada.

Los lípidos son moléculas que como otros tipos de grasa no pueden disolverse en el agua, el principal componente de la sangre. Ciertas proteínas envuelven los lípidos formando las lipoproteínas para que puedan circular en la sangre.

Las dos lipoproteínas más importantes son: Lipoproteína de baja densidad o LDL (siglas del inglés de *Low Density Lipoproteins*), y Lipoproteína de alta densidad, HDL (siglas del inglés de *High Density Lipoproteins*). Los médicos evalúan la relación entre estas dos lipoproteínas, LDL y HDL, y unas grasas denominadas triglicéridos, y la relación entre éstos y el colesterol total.

El colesterol malo (LDL)

Lipoproteína de baja densidad o LDL (siglas del inglés de *Low Density Lipoproteins.*) Es una sustancia grasa que se encuentra en la sangre. El colesterol LDL se considera dañino porque sus fragmentos pueden pegarse a las paredes de las arterias causando placas obstructoras. El nivel de colesterol malo se debe mantener debajo de 100 mg. Los pacientes con alto riesgo deben mantenerlo debajo de 70 mg. Estos niveles meta son ahora algo controversiales.

El colesterol bueno (HDL)

Lipoproteína de alta densidad, HDL (siglas del inglés de *High Density Lipoproteins.*) El colesterol HDL es bueno porque recoge los fragmentos que se pegan a las paredes de las arterias. Debe ser considerado un factor de riesgo cardiovascular si el nivel de HDL es inferior a los 40 mg. Un nivel de HDL superior a 60 mg. es una protección contra las enfermedades cardiovasculares.

Los triglicéridos

Es otro tipo de lípido (una sustancia grasa). Igual que el colesterol malo, un alto nivel de triglicéridos puede obstruir las arterias. El consumo excesivo de azúcar y ciertos hidratos de carbono puede aumentar el nivel de triglicéridos en la sangre. Si tiene diabetes, es recomendable evitar el alcohol y reducir el consumo de alimentos con alto contenido de azúcar y grasa. El nivel de triglicéridos se lo debe mantener debajo de los 100 mg.

3. El sobrepeso y la obesidad

La obesidad se define como 60 libras o más sobre el peso recomendado para la estatura. Esta medición se denomina BMI (las siglas en inglés de *Body Mass Index*). Las siglas en español son IMC, índice de masa corporal. El sobrepeso se define en 50 hasta 60 libras sobre el IMC.

La medida de la cintura también es un indicador de la obesidad. Los hombres con más de 40 pulgadas y las mujeres con más de 35 pulgadas de cintura corren un mayor riesgo de contraer una enfermedad cardiovascular, sufrir derrames cerebrales y diabetes.

DICE EL DOCTOR

— ¿Cómo afecta el sobrepeso al corazón?

—El sobrepeso y la obesidad lo afectan directamente, y de varias maneras. El exceso de grasa obliga que el corazón trabaje más. Propicia la diabetes. Contribuye a elevar la presión arterial. También eleva el nivel de los triglicéridos y el colesterol malo en la sangre, y reduce los niveles de colesterol bueno.

Tabla de IMC

Estatura	Normal	Sobre peso	Obeso
5.0	107—133 Lb	150—158	+159
5.5	122—144	156—180	+181
5.7	134—153	159—191	+192
5.10	146—174	181—207	+208
6.00	154—184	191—221	+222

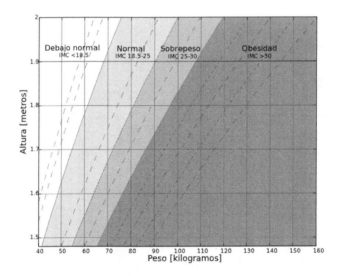

4. Fumar

Al fumar se introduce cientos de substancias tóxicas al organismo. El efecto en el corazón es directo. Las sustancias contenidas en el humo estrechan las arterias coronarias y envenenan el oxígeno de la sangre. Los fumadores están más propensos a sufrir infartos y derrames cerebrales, y a desarrollar cáncer (Ver capítulo *Dejar de fumar en Estilo de vida*).

DICE EL DOCTOR
— ¿Cómo afecta el cigarrillo al corazón?

—La mayoría de los fumadores son adictos a la nicotina. La nicotina estrecha los vasos sanguíneos y aumenta el esfuerzo del corazón. Aunque la nicotina es el agente activo principal del humo del tabaco, otros compuestos y sustancias químicas como el alquitrán y el monóxido de carbono también perjudican al corazón. Está comprobado que fumar acelera la frecuencia cardíaca, estrecha las principales arterias y puede provocar irregularidades en la frecuencia de los latidos, lo cual aumenta el esfuerzo del corazón. Las sustancias químicas en el humo del cigarrillo y el tabaco contribuyen a la acumulación de placa grasa en las arterias, posiblemente porque lesionan las paredes de los vasos sanguíneos. Estas sustancias químicas también afectan al colesterol y a los niveles de fibrinógeno (un coagulante sanguíneo), lo cual aumenta el riesgo de la formación de un coágulo sanguíneo que provoque un ataque al corazón.

5. La presión arterial alta o hipertensión
La presión arterial normal es 120/80. Se considera hipertensión la presión arterial superior a 130/85.

El mal funcionamiento de algunas glándulas endocrinas provoca la elevación de la tensión arterial. Hay dos categorías de factores que causan el mal funcionamiento de las glándulas endocrinas. La primera deriva de tres factores, origen hereditario, el envejecimiento y el sexo. Estos factores son inalterables. La segunda categoría la componen los factores provocados por el estilo de vida, incluso el consumo excesivo de sal, el consumo excesivo de alcohol, la dieta, el uso de anticonceptivos orales y una vida sedentaria.

Los hombres están más propensos a la hipertensión arterial que las mujeres. Pero una vez que llega la menopausia la disparidad termina. Hasta la menopausia la mujer se encuentra protegida por la hormona estrógeno. Las mujeres jóvenes corren mayor riesgo cuando toman píldoras anticonceptivas.

DICE EL DOCTOR
— ¿Qué es la presión arterial alta?

—El corazón bombea sangre a través de una red de arterias, venas y capilares. La sangre en movimiento se empuja contra las paredes de las arterias, y esta fuerza se mide como presión arterial. La presión arterial alta ocasiona el estrechamiento de unas arterias muy pequeñas, las arteriolas. Las arteriolas regulan el flujo sanguíneo en el organismo. Cuando las arteriolas se estrechan, o contraen, el corazón hace un mayor esfuerzo para bombear la sangre a través de un espacio más reducido, y la presión dentro de los vasos sanguíneos aumenta.

— ¿Cómo se mide la presión arterial?

—Se usa un aparato denominado 'esfigmomanómetro'. Las lecturas de presión arterial miden las dos partes de la presión: la presión sistólica y la presión diastólica. La presión sistólica es la fuerza del flujo sanguíneo por una arteria al latir el corazón. La presión diastólica es la fuerza del flujo sanguíneo dentro de los vasos sanguíneos cuando el corazón descansa entre un latido y otro. Una lectura de presión arterial mide tanto la fuerza sistólica como la diastólica, anotándose la sistólica en primer lugar.

6. Inactividad física

La inactividad física incrementa la presión arterial alta, provoca sobrepeso, reduce el nivel del colesterol bueno (HDL) y eleva el nivel del colesterol malo. Muchos estudios han demostrado que la falta de actividad física incrementa el riesgo de sufrir un infarto o un derrame cerebral.

La recomendación actual de la Asociación Americana del Corazón (AHA) es que se debe tener una actividad aeróbica de mediana intensidad por 30 minutos cinco días a la semana. Una alternativa es hacer una actividad aeróbica vigorosa intensiva por 25 minutos tres veces a la semana. Para disminuir la presión sanguínea y el colesterol se recomienda 40 minutos de actividad aeróbica entre moderada y vigorosa 3 o 4 veces a la semana. (Ver capítulo *Actividad física en Estilo de vida*).

7. La dieta

Las dietas con exceso de calorías y azúcar refinada y grasa transaturadas están asociadas con un riesgo mayor de infartos y derrames cerebrales. Se estima que la eliminación de grasa transaturada de la dieta de los estadounidenses puede evitar entre 10 y 20 mil infartos. O se pueden evitar de 3 a 7 mil muertes por infartos al año

Comidas menos recomendables

- Leche con grasa, la leche condensada, las natas, la mantequilla y los quesos.
- Embutidos y salchichas. Riñones, hígado y menudencias.
- Grasas animales tipo mantecas.
- Dulces, miel, azúcar y helados.
- Harinas refinadas y los derivados.
- Yemas de huevo.
- Camarones.
- Las grasas saturadas.
- El exceso de sal.

12.3 Factores contribuyentes

El estrés

El estrés es la tensión física o psicológica. Afecta al cerebro, al sistema nervioso, al corazón, al sistema digestivo y a los músculos. El estrés puede ser positivo o negativo. El estrés positivo es la energía que nos propulsa a realizar las actividades cotidianas. El estrés negativo es físico o psicológico. Las causas del estrés físico son las enfermedades, las infecciones agudas, los traumas o el embarazo. El estrés mental resulta de las angustias, las preocupaciones de tipo económico o afectivo, problemas laborales o de familia. Los síntomas físicos del estrés son cansancio, dolor de cabeza, estómago o espalda. Entre los síntomas psicológicos están la tendencia a olvidar las cosas, sentirse alterado al punto de pelearse con todo el mundo. La pérdida del sueño es uno de los primeros síntomas del estrés. Otras señales son las pesadillas, comer en exceso o dejar de comer, la pérdida del apetito sexual y la apatía.

DICE EL DOCTOR

— ¿Afecta el estrés al corazón?

—Las situaciones estresantes aumentan la frecuencia cardíaca y la presión arterial, lo cual aumenta la necesidad de oxígeno del corazón. Esta necesidad de oxígeno puede ocasionar una angina de pecho en los enfermos del corazón. En momentos de estrés, el sistema nervioso libera más hormonas (principalmente adrenalina). Estas hormonas aumentan la presión arterial, lo cual puede dañar la capa interior de las arterias. Al cicatrizarse las paredes de las arterias, éstas pueden endurecerse o aumentar en grosor, facilitándose así la acumulación de placa. El estrés también aumenta la concentración de factores de coagulación en la sangre, aumentando el riesgo de un coágulo. Los coágulos pueden terminar de obstruir una arteria parcialmente obstruida por placa y ocasionar un infarto. Y el estrés puede contribuir a otros factores de riesgo. Por ejemplo, una persona que sufre de estrés puede comer demasiado, puede comenzar a fumar o hacerlo de nuevo, o fumar más de lo normal. El estrés también puede inducir a beber alcohol en exceso.

Hormonas sexuales

Entre las mujeres menores de 40 años no son comunes las enfermedades del corazón. El cuerpo produce hormonas que protegen a la mujer durante el ciclo reproductivo. Por ejemplo, produce hormonas que la ayudan a mantener un nivel bajo de colesterol malo. Pero entre los 40 y 65 años de edad, cuando la mayoría de las mujeres pasan por la menopausia, aumentan las probabilidades de contraer enfermedades cardiovasculares. A partir de los 65 años las mujeres representan aproximadamente la mitad de las víctimas de los infartos.

Anticonceptivos orales

Los anticonceptivos orales de hoy contienen dosis menores de hormonas y se consideran seguros para mujeres menores de 35 años que no fuman ni sufren de hipertensión. Sin embargo, los anticonceptivos orales aumentan el riesgo de sufrir una enfermedad cardiovascular y coágulos sanguíneos en mujeres que fuman o tienen otros factores de riesgo, especialmente si son mayores de 35 años. Según la Asociación Americana del Corazón (AHA), las mujeres que toman anticonceptivos orales deben realizarse chequeos anuales que incluyan un control de la presión arterial, los triglicéridos y el azúcar en sangre.

El alcohol

El riesgo cardiovascular es menor en las personas que beben cantidades moderadas de alcohol que en las personas que no beben. Los expertos definen el consumo moderado como una o dos bebidas diarias para los hombres y una para las mujeres. Una bebida se define como 1.5 onzas líquidas (44 ml) de bebidas de contenido alcohólico de 40° (80 proof), como whisky, vodka, ginebra, etc.; 1 onza líquida (30 ml) de bebidas de contenido alcohólico de 50° (100 proof); 4 onzas líquidas (118 ml) de vino o 12 onzas líquidas (355 ml) de cerveza. El exceso de consumo alcohólico puede ocasionar problemas como la hipertensión, accidentes cerebrovasculares, latidos irregulares y cardiomiopatía (enfermedad del músculo cardíaco). Además, una bebida típica tiene entre 100 y 200 calorías. Las calorías del alcohol a menudo aumentan la grasa corporal, lo cual puede a su vez aumentar el riesgo cardiovascular.

Capítulo 13

Las enfermedades

La causa principal de los infartos son las enfermedades coronarias o cardiovasculares. Las arterias se obstruyen impidiendo el flujo de la sangre al corazón. La falta de oxígeno provoca la muerte del músculo cardiaco.

13.1 Enfermedad coronaria o cardiovascular

La enfermedad coronaria está provocada por una acumulación de depósitos grasos—placas—en las paredes internas de las arterias coronarias. Estas arterias llevan sangre rica en oxígeno al corazón. Los depósitos de placa producen una enfermedad llamada arterosclerosis. La placa está formada de grasa, colesterol, calcio y otras sustancias de la sangre. Con el tiempo la placa puede endurecerse o romperse. La placa endurecida estrecha las arterias coronarias y reduce el flujo de sangre rica en oxígeno que llega al corazón. Cuando esto sucede puede producirse un dolor en el pecho o malestar—angina. Si la placa se rompe puede formarse un coágulo. Un coágulo grande puede bloquear parcial o totalmente el flujo de sangre en una arteria coronaria. Esta es la causa más frecuente de un infarto o ataque cardiaco.

Además de la angina y del infarto, la enfermedad coronaria puede causar otros problemas graves al corazón, como la insuficiencia cardiaca, latidos irregulares, las arritmias y el paro cardiaco.

13.2 Otras enfermedades del corazón

Las dos enfermedades más comunes del corazón después de las enfermedades coronarias son:

Valvular. Resulta del mal funcionamiento de las válvulas del corazón: no cierran o abren adecuadamente. El síntoma principal es la dificultad para respirar cuando se hace un esfuerzo físico. En casos más avanzados se hace difícil respirar aun en reposo.

Miocardiopatía. Es una enfermedad del músculo que forma la pared del corazón (miocardio). El músculo del corazón pierde la capacidad de contracción. El síntoma es una sensación anormal del latido del corazón, las denominadas palpitaciones.

DICE EL DOCTOR

— ¿Cuáles son las consecuencias de una miocardiopatía o de una afección valvular?

—Las afecciones de las válvulas y las del músculo que forman la pared del corazón provocan la insuficiencia cardíaca. Significa que el bombeo del corazón no funciona adecuadamente, provocando el malfuncionamiento de otros órganos como los riñones o el hígado.

Capítulo 14

El infarto o ataque cardiaco

El ataque o infarto resulta de la obstrucción de las arterias coronarias que son las que traen la sangre al corazón, impidiendo la irrigación del músculo cardiaco. La falta de oxígeno produce la muerte irreparable del músculo cardiaco, que es la definición de un ataque o infarto.

La acumulación de placa en el interior de las arterias ocasiona la arteriosclerosis.

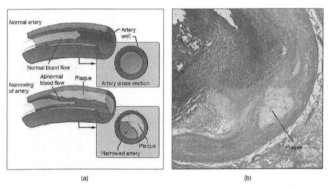

La ilustración (a) muestra en la parte superior una arteria normal. La flecha indica el flujo normal de sangre. A la derecha se puede ver el grosor normal de la pared de la arteria. La parte inferior muestra el estrechamiento de la arteria a causa de la acumulación de la placa. La flecha indica el flujo anormal de la sangre. A la derecha se muestra el interior de la arteria con la placa causando el estrechamiento de la arteria. La ilustración (b) muestra una imagen del depósito de placa.

El sistema de arterias en el exterior del corazón se llama circulación coronaria. La aorta es la arteria principal. La aorta se ramifica en tres arterias coronarias principales. Estas arterias coronarias se ramifican en arterias más pequeñas que proveen sangre rica en oxígeno a todo el músculo del corazón, también llamado músculo cardíaco.

DICE EL DOCTOR

— ¿Cuál es el síntoma principal de un infarto?

—La angina de pecho, que es un dolor o presión en el pecho, es el síntoma más claro de la enfermedad coronaria. Las enfermedades coronarias son las enfermedades del corazón más frecuentes.

— ¿Hay diferencias en los síntomas para la mujer y el hombre?

—Los síntomas del infarto varían entre hombres y mujeres. El hombre por lo general siente dolor u opresión en el pecho. A veces el dolor se extiende a los hombros, al brazo izquierdo y a la mandíbula. Puede haber dificultad para respirar y el deseo de vomitar. En las mujeres los síntomas son más variados. Además de la opresión en el pecho y el dolor, puede darse escalofríos, sudor, palpitaciones, ansiedad, nausea y falta de respiración.

— ¿Qué provoca un infarto?

—La causa principal es la arteriosclerosis, un proceso prolongado de acumulación de placa en el interior de las arterias coronarias que las estrecha.

Capítulo 15

¿Qué es un paro cardíaco?

Un paro cardiaco ocurre cuando el corazón deja de latir o el músculo no se contrae. Esto sucede cuando los impulsos eléctricos del corazón entran en un ritmo irregular llamado fibrilación ventricular, o taquicardia ventricular, o hay un bloqueo completo del corazón. También ocurre cuando el corazón ha sufrido daño masivo.

DICE EL DOCTOR

— ¿Qué produce un paro cardiaco?

—Hay varias causas: un ataque al corazón, una electrocución o un ahogamiento.

— ¿Cuáles son los síntomas de un paro cardiaco?

—El corazón se para, y la víctima pierde el conocimiento, deja de respirar normalmente, pierde el pulso y sufre una baja en la presión arterial.

Capítulo 16

Diagnóstico

El primer paso en el control de las enfermedades cardiacas es el diagnóstico. Hoy en día se cuentan con varios procedimientos y pruebas de diagnóstico.

Pruebas o procedimientos de diagnóstico

1. **El electrocardiograma** (ECG). Es un estudio que determina la actividad eléctrica del corazón en reposo. Ayuda a evaluar el latido irregular. Además el electrocardiograma juega un papel muy importante en el diagnóstico inicial de un infarto.
2. **La prueba de esfuerzo** (en inglés *stress test*). Es una prueba especial que se utiliza para determinar si el corazón no recibe suficiente oxígeno a causa de la obstrucción en una arteria coronaria. El corazón se estresa por medio del ejercicio que realiza el paciente durante la prueba, o por medio de una droga especial que hace que el corazón se acelere, o que modifica el flujo de la sangre en las arteria coronarias. Se realiza un ECG mientras se realiza la actividad física para determinar cómo responde el corazón a la creciente intensidad del ejercicio. Además, se pueden tomar imágenes del corazón utilizando técnicas nucleares para la obtención de imágenes, técnicas de ultrasonido, u otras técnicas.
3. **Prueba de esfuerzo con talio**. Es un estudio de cardiología nuclear que consiste en inyectar una sustancia radioactiva en la sangre para ver cómo fluye por las arterias coronarias. Este estudio permite determinar si hay alguna deficiencia en el flujo de sangre al músculo cardiaco a causa de un estrechamiento significativo de la arteria, y también puede identificar músculo cardíaco lesionado o muerto.
4. **Ecocardiografía**. Es un estudio que utiliza ondas sonoras para producir una imagen del corazón para ver cómo funciona.

5. **Una angiografía coronaria** (también se denomina angiograma). Consiste en introducir un colorante en la sangre para realizar una radiografía animada de la actividad del corazón y el flujo de sangre por las válvulas y arterias. Muestra cuántas obstrucciones hay y el nivel de obstrucción.

6. **Cateterismo cardiaco.** Consiste en introducir un catéter dentro del corazón para evaluar la función de las válvulas, medir la presión dentro de las cámaras del corazón, y evaluar la función general de corazón en cuanto a la capacidad de bombear la sangre.

7. **Una prueba por emisión de positrones** (TEP). Es una técnica que utiliza información sobre la energía de ciertos elementos del organismo para determinar si ciertas partes del músculo cardíaco están vivas y activas. Esta prueba también permite determinar si el corazón recibe suficiente sangre.

8. **Angiografía por tomografía computarizada** (TAC). Es una técnica que utiliza rayos X y colorante para evaluar la presencia de bloqueo en las arterias coronarias, y evaluar la función cardiaca y otras anormalidades congénitas. No requiere la introducción de un catéter dentro del corazón o las arterias coronarias como un angiograma coronario o un cateterismo cardiaco (la introducción de una sonda delgada y flexible hacia un lado del corazón), considerándose así un proceso menos invasivo.

9. **Imagen por resonancia magnética** (IRM). Similar al TAC, la IRM permite una evaluación de la función cardiaca y otras anormalidades congénitas sin la necesidad de introducir un catéter al corazón o a las arterias coronarias. Además permite realizar una evaluación de las anormalidades del músculo cardiaco a causa de una inflamación u otras condiciones. Esta técnica no requiere radiación.

Capítulo 17

Tratamientos

Los conocimientos adquiridos a través de la investigación en el campo de la medicina han permitido desarrollar nuevas drogas y procedimientos que inciden en la prevención, el tratamiento, incluso en la reversión de las enfermedades cardiacas. Se pueden realizar cirugías utilizando tecnología de punta, y técnicas que minimizan los procedimientos invasivos. Se ha visto un importante progreso en materia de dispositivos del corazón artificiales y trasplante de órganos. El uso de células madre está surgiendo como una nueva terapia muy promisoria, aunque se encuentra en una etapa experimental.

Este capítulo se enfoca en las intervenciones quirúrgicas.

Cinco intervenciones quirúrgicas importantes

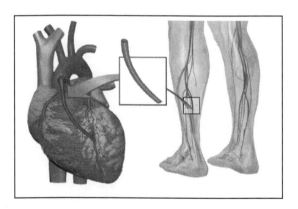

Bypass (desvío) coronario. Se utiliza una vena extraída de la pierna.

1. **El bypass** (desvío). Es una operación de corazón abierto para suplantar las arterias bloqueadas con venas extraídas de las piernas u otras partes del cuerpo. Como el nombre lo indica, se trata de un desvío que conecta la aorta, la arteria principal, al corazón. Durante la cirugía el corazón deja de funcionar y el

organismo está conectado a una bomba. Aunque es una cirugía bastante común no deja de ser delicada. Se necesita anestesia general. La intervención dura entre 4 y 5 horas. El período de recuperación puede extenderse hasta 3 meses.

2. **Angioplastia.** Consiste en hacer un corte en la ingle o en la muñeca para introducir un catéter hacia las arterias coronarias con un globo que se infla en el lugar de la obstrucción para desbloquear.

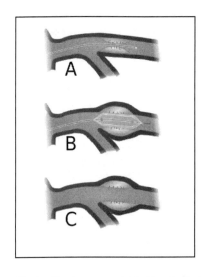

Ilustración de una angioplastia. A. Se introduce el catéter a la arteria bloqueada con un globo inflable. B. El globo se infla para desbloquear. C. El resultado.

3. **Stent.** Para que la desobstrucción de la arteria sea permanente se coloca un alambre espiral, una especie de túnel diminuto que mantiene la arteria abierta. El artefacto se llama *Stent* en inglés. Para cerrar la incisión se utiliza una grapa o los tradicionales puntos. La intervención dura menos de una hora. Se utiliza anestesia local.

4. **Marcapasos.** Son aparatos que producen mínimos impulsos eléctricos capaces de mantener el ritmo del corazón, cuando éste se ha parado o está más lento de lo debido. Pueden ser colocados por unos días o de manera permanente. Para colocarlos se usa anestesia local.

5. **Cardioversión y desfibrilación eléctricas.** Consiste en aplicar una breve descarga eléctrica que suprima alteraciones graves o molestas del ritmo cardiaco. Se necesita una anestesia ligera.

6. **Trasplantes.** Las enfermedades valvulares y las afecciones del músculo que forman la pared del corazón dan lugar a la insuficiencia cardiaca, lo cual significa que el corazón no bombea adecuadamente, provocando el malfuncionamiento de otros órganos. Estos trastornos son menos frecuentes que las enfermedades coronarias. En el caso de las enfermedades valvulares, puede ser necesario el implante de válvulas artificiales. En los casos extremos de miocardiopatía puede ser necesario un trasplante de corazón.

Capítulo 18

Los medicamentos

1. **Los nitratos.** Dilatan las arterias para mejorar el flujo de sangre al corazón. Pueden producir dolor de cabeza, mareo o palpitaciones. La nitroglicerina pertenece a este grupo. Se usa principalmente debajo de la lengua (sublingual) durante la angina de pecho.
2. **Los betabloqueantes.** Disminuyen la frecuencia cardiaca, la tensión arterial y las necesidades de oxígeno. Se debe tomar bajo control médico.
3. **Los antagonistas de calcio.** Dilatan las arterias coronarias y disminuyen la tensión arterial y el consumo de oxígeno.
4. **Los fibrinoliticos.** Eliminan las obstrucciones arteriales producidas por trombos (coágulos que se forman con la placa acumulada en las arterias). Se usan solo en el hospital.
5. **Los anticoagulantes y los antiagregantes plaquetarios.** Evitan la formación de trombos. Los anticoagulantes deben ser controlados regularmente con análisis de sangre.
6. **Medicamentos secundarios.** Sedativos para disminuir el estrés. Antiarrítmicos para regular el ritmo del corazón. Laxantes para evitar el estreñimiento.
7. **Medicamentos para controlar los factores de riesgo.** Hay una gama de medicamentos para controlar los factores de riesgo de enfermedades cardiacas como el nivel de azúcar en la sangre, la presión arterial y el nivel de colesterol. Todos estos medicamentos se los debe tomar bajo el control de un médico.

Capítulo 19

El corazón de la mujer

DICE EL DOCTOR

— ¿Es el corazón de la mujer más fuerte que el corazón del hombre?

—Durante el ciclo reproductivo la mujer se encuentra protegida por la hormona estrógeno. Le ayuda a controlar, por ejemplo, el colesterol malo y mantener un nivel alto del colesterol bueno. Es como la naturaleza garantiza la continuidad de la especie. El hombre, por el contrario, recibe la hormona testosterona, responsable de la agresión, la impetuosidad y otras características con las que la naturaleza garantizó la defensa de la familia de predadores y la cacería.

La menopausia pone fin al ciclo reproductivo y el cuerpo deja de producir estrógeno. El decrecimiento hormonal supone una proclividad a ciertas enfermedades como la afección micro vascular que en conjugación con los factores de riesgo tradicionales supone una mayor incidencia de enfermedades cardiacas.

— ¿Corre la mujer los mismos riesgos de contraer una enfermedad cardiovascular si no elimina los factores de riesgo?

—Sí. Aunque las enfermedades cardíacas en la mujer se manifiestan aproximadamente 10 años más tarde que en el hombre, la mujer está más propensa que el hombre después de la menopausia. Los cambios hormonales en conjugación con los factores de riesgo tradicionales son la causa principal de la muerte en las mujeres. En los Estados Unidos, una de cuatro mujeres muere de una afección cardíaca.

— ¿Hay enfermedades o condiciones que afectan a la mujer más que al hombre?

—Estudios recientes muestran que el síndrome del corazón roto y la enfermedad microvascular afectan a la mujer con mayor frecuencia.

— ¿Están las mujeres exentas a un ataque antes de la menopausia?

—Las mujeres jóvenes que toman anticonceptivos orales, la píldora, están expuestas a enfermedades del corazón, especialmente si fuman.

19.1 El Síndrome del corazón roto

El estrés emocional extremo puede causar una insuficiencia del músculo cardíaco. El síndrome del corazón roto, también conocido como miocardiopatía de Takotsubo, ha sido validado por la ciencia como una afección grave aunque de corta duración que afecta principalmente a las mujeres.

Los síntomas son similares a un infarto, y las pruebas de sangre muestran similitudes, incluso la presencia de encinas propias de un infarto. Esto incide en que se diagnostique a menudo como un infarto. Sin embargo en el síndrome de corazón roto no hay señales de bloqueo arterial.

La buena noticia es que la mayoría de las personas afectadas tienen una recuperación completa y rápida. Queda mucho aun por investigarse sobre las causas y el tratamiento de este trastorno. Lo que sí se sabe es que las personas afectadas no tienen un historial de enfermedades cardiacas. En efecto, es la norma que muestren cuadros de buena salud.

19.2 La enfermedad coronaria microvascular

También se denomina *síndrome cardíaco X*, o *enfermedad coronaria no obstructiva*. Afecta las paredes de las la arterias coronarias pequeñas.

Estudios recientes muestran que la baja en las concentraciones de estrógeno durante la menopausia en complicidad con los factores tradicionales de riesgo como la diabetes, la presión arterial alta y el sobrepeso es la causa de la enfermedad coronaria microvascular.

Aunque las tasas de mortalidad debido a la enfermedad coronaria han disminuido en los últimos 30 años para los hombres, la tendencia no se ha manifestado tanto en las mujeres. La razón, señalan los investigadores, podría ser la enfermedad coronaria microvascular.

DICE EL DOCTOR

— ¿Cómo se detecta la enfermedad coronaria microvascular?

—Las pruebas que se utilizan en la actualidad para detectar las enfermedades coronarias no están diseñadas para detectar la enfermedad coronaria microvascular. Por esta razón, las mujeres que tienen esta enfermedad pueden tener resultados que muestran que su riesgo de sufrir enfermedades del corazón es bajo. Se están realizando investigaciones para aprender más acerca de la enfermedad y sus causas.

19.3 Síntomas del infarto en la mujer

Es muy importante reconocer los síntomas de un infarto, especialmente si hay antecedentes de fumar, diabetes, presión alta o sobrepeso, que son los factores de riesgo que presentan la mayor amenaza al corazón.

Los síntomas típicos del infarto son el dolor u opresión en el pecho. A veces el dolor se extiende a los hombros, al brazo izquierdo y a la mandíbula. Puede presentarse dificultades para respirar y el deseo de vomitar. Además de la opresión en el pecho y el dolor, la mujer puede tener escalofríos, sudor, palpitaciones y ansiedad. Con frecuencia se descartan los síntomas del infarto en la mujer como una cuestión muscular, indigestión o ataque de pánico. Los ataques de pánico tienen síntomas similares: dificultad para respirar, sudor, palpitaciones.

DICE EL DOCTOR

— ¿Se pueden confundir estos síntomas con la indigestión?

—Cuando los síntomas no son muy fuertes hay una tendencia a confundirlos con la llenura estomacal o la indigestión.

— ¿Qué provoca un ataque de pánico?

—El ataque de pánico es una alteración momentánea del estado psíquico de una persona. El conjunto de mecanismos mentales y físicos que nos permite hacer frente a una amenaza, denominado "sistema de alarma", entra en acción sin que sea necesario ya que no hay un peligro real.

Capítulo 20

El corazón de los niños y adolescentes

Un número importante de niños y adolescentes han comenzado a mostrar factores de riesgo cardiovasculares. Algunos factores de riesgo son hereditarios. Otros derivan de enfermedades o trastornos, por ejemplo, las cardiopatías congénitas—defectos cardíacos de nacimiento. Estos factores de riesgo son inalterables. Pero los factores de riesgo adquiridos, principalmente la obesidad, la inactividad física, el nivel alto de colesterol o la diabetes tipo 2 pueden controlarse, incluso revertirse con cambios en ciertos hábitos o tratamientos médicos.

Factores de riesgo más prevalentes:

1. La presión arterial alta (hipertensión arterial)
2. El colesterol alto
3. Fumar
4. La obesidad
5. La inactividad física

20.1 Presión arterial alta.
Es una enfermedad grave en los niños, especialmente si no se la detecta. Es necesario que el médico o pediatra chequee la presión arterial durante el examen anual.

DICE EL DOCTOR
— ¿Cuál es la causa de la presión arterial alta en los niños?
—La presión arterial alta (hipertensión) en los niños puede tener un vínculo hereditario. Si hay antecedentes familiares de hipertensión, es necesario monitorear la presión arterial de los niños. La presión arterial alta en los niños se debe por lo general a enfermedades como una afección cardiaca o de los riñones. Esto se denomina hipertensión secundaria. Con menor frecuencia los niños tienen hipertensión primaria (o esencial), lo cual significa que no se conoce la causa de la presión arterial alta.

— ¿Hay consideraciones especiales para la medición de la presión en los niños?

—El médico debe tomar en cuenta la edad, el sexo y la estatura del niño para determinar la presión arterial. Es importante identificar los diferentes niveles de crecimiento.

— ¿Cómo se trata la hipertensión en los niños?

—Con cambios en el estilo de vida. Los siguientes pasos pueden resultar útiles:

- Mantener un peso saludable. Los niños con sobrepeso generalmente tienen presión arterial más alta.
- Aumentar el nivel de actividad física.
- Limitar el consumo de sal.
- Evitar que los adolescentes fumen. Es necesario educar a los niños sobre los riesgos de fumar.

— ¿Qué pasa si la dieta y el ejercicio no reducen la presión arterial?

—Se pueden recetar medicamentos.

20.2 Colesterol

Alrededor de un 15 por ciento de niños y adolescentes muestra niveles elevados de colesterol. Varios estudios demuestran que la acumulación de placa grasa comienza en la niñez y progresa lentamente hasta la edad adulta. Este proceso patológico se llama arterosclerosis. Con el tiempo la arterosclerosis causa enfermedades del corazón que son la principal causa de muerte en los Estados Unidos.

Nuevas pautas sobre el colesterol en niños y jóvenes

Igual que sucede con los adultos, el consumo de grasas saturadas, la falta de ejercicio y los antecedentes familiares pueden causar concentraciones altas de colesterol en los niños y los adolescentes. El aumento de la obesidad infantil también incide en concentraciones altas de colesterol. La Academia Americana de Pediatría recomienda que los niños, aunque no tengan antecedentes familiares de enfermedades cardiovasculares, se hagan pruebas de colesterol entre los 9 y los 11 años, y de nuevo entre los 17 y los 21 años. Los médicos creen que estos análisis tempranos y el control de las concentraciones de colesterol en la infancia pueden contribuir a reducir el riesgo de las enfermedades del corazón en la edad adulta.

DICE EL DOCTOR
— ¿Cuál es la causa del colesterol alto en niños y adolescentes?
—En algunos casos es hereditario. Esto se denomina hipercolesterolemia familiar. Hasta el 2 por ciento de los niños tienen esta enfermedad y deben mantener un control estricto de los niveles de colesterol antes de los 5 años. Otros factores de riesgo de colesterol alto son la obesidad, la presión arterial alta y, en los adolescentes, el hábito de fumar.
— ¿Cómo se previene o trata el colesterol alto en los niños?
—Los siguientes pasos son recomendables:

- Hacer ejercicio con regularidad. Entusiasme al niño a las actividades físicas (ocio activo) unos 60 minutos diarios.
- Comer alimentos con bajo contenido de colesterol y grasa. Se debe comer más fruta y verdura fresca. Observación: No se debe limitar el consumo de grasa del niño si tiene menos de dos años de edad. Los bebés necesitan grasa para su crecimiento y desarrollo. Después de los dos años de edad, los niños deben comenzar a consumir menos calorías grasas.
- Ayudar al adolescente a abandonar el hábito de fumar. Si no fuma, es importante educarlo sobre los riesgos de fumar.
- Controlar el peso corporal, la diabetes y la presión arterial alta.

Los niños diagnosticados con colesterol alto deben seguir un plan especial de dieta y ejercicio. Si después de un año de tratamiento con dieta y ejercicio no se reduce el colesterol, podrían recetársele medicamentos reductores del colesterol.

20.3 Fumar
Según los Centros para el Control y la Prevención de Enfermedades de los Estados Unidos (CDC), más de 3,6 millones de estudiantes de escuela media y secundaria fuman. 9 de 10 fumadores adquieren el hábito antes de terminar la escuela secundaria. Esto significa que si pueden evitar el cigarrillo en la escuela, probablemente nunca adquieran el hábito de fumar.

El hábito de fumar cigarrillos puede causar hasta el 75 por ciento de los casos de enfermedad cardiovascular en los niños y adolescentes. Y mientras más tiempo fuman, mayor es el riesgo.

DICE EL DOCTOR

— ¿Cómo afecta el cigarrillo al corazón?

—La mayoría de los fumadores son adictos a la nicotina. La nicotina estrecha los vasos sanguíneos y aumenta el esfuerzo del corazón. Aunque la nicotina es el agente activo principal del humo del tabaco, otros compuestos y sustancias químicas como el alquitrán y el monóxido de carbono también perjudican al corazón. Está comprobado que fumar acelera la frecuencia cardíaca, estrecha las principales arterias y puede provocar irregularidades en la frecuencia de los latidos, lo cual aumenta el esfuerzo del corazón. Las sustancias químicas en el humo del cigarrillo y el tabaco contribuyen a la acumulación de placa grasa en las arterias, posiblemente porque lesionan las paredes de los vasos sanguíneos. Estas sustancias químicas también afectan al colesterol y a los niveles de fibrinógeno (un coagulante sanguíneo), lo cual aumenta el riesgo de la formación de un coágulo sanguíneo que provoque un ataque al corazón.

— ¿Cómo convencer a los muchachos a no fumar?

—Hable francamente sobre los riesgos del cigarrillo. Deles ejemplos de las consecuencias sociales y físicas. Por ejemplo, los dientes amarillentos, el mal aliento, el olor de cigarrillo en la ropa y la falta de aliento. Si a un hijo le gustan los deportes, explíquele que el cigarrillo puede dañar los pulmones y reducir el suministro de oxígeno que los músculos necesitan para trabajar bien. Elogie a los adolescentes que no fuman. Según los resultados de una encuesta de los CDC, son más los jóvenes que no fuman que los fumadores. La mayoría de los adolescentes encuestados opinaron que fumar no es atractivo y no saldrían con alguien que fuma. Sea un ejemplo para su hijo. Si fuma, deje el hábito. Y no permita que otros fumen en su casa.

Pautas para ayudar a dejar de fumar a un hijo

- Muéstrele, paso a paso, cómo se puede dejar de fumar. Y hágale saber que usted está dispuesto y listo a apoyarlo.
- Asegúrese que entienda las razones para dejar de fumar. Por ejemplo, que está científicamente comprobado que no fumar

prolonga la vida. Dejar de fumar reduce las probabilidades de un ataque cardíaco, un derrame cerebral o cáncer. Asimismo, al dejar de fumar tendrá más dinero disponible para otras cosas.

- Si usted fuma, comprométase a dejar el cigarrillo junto con su hijo. La mitad de los fumadores adolescentes tienen padres que fuman.
- Lleve a su hijo al médico para que le aconseje o recete algún medicamento.

El hábito de fumar es la causa de muerte más evitable.

20.4 La obesidad

La obesidad infantil en los Estados Unidos se ha convertido en un problema importante. Según la Academia Americana de Psiquiatría Infantil y Adolescente, hasta un 33 por ciento de los niños y adolescentes sufre de obesidad. Por ese motivo se ha visto un incremento en los problemas como la diabetes tipo 2. Dado que los niños obesos tienen más probabilidades de ser adultos obesos, prevenir o tratar la obesidad en la niñez puede reducir el riesgo de obesidad en la edad adulta (lo cual significa evitar otros factores de riesgo relacionados a la obesidad).

DICE EL DOCTOR

— ¿Qué es la obesidad y qué la causa?

—El organismo está compuesto de agua, grasa, proteína, hidratos de carbono, vitaminas y minerales. Se habla de obesidad cuando el organismo contiene demasiada grasa. En algunas personas, la causa de la obesidad es muy simple: consumen más calorías de las que queman haciendo ejercicio. Otras causas de obesidad son la genética, la edad, el sexo, el estilo de vida y las enfermedades.

— ¿Cómo se determina si un niño es obeso?

—El índice de masa corporal (IMC) ofrece pautas basadas en el peso y la estatura. La determinación del IMC depende de la edad del niño, pues la cantidad de grasa corporal cambia a medida que crecen. Las niñas y los niños tienen diferentes cantidades de grasa corporal a medida que crecen. Se utilizan diagramas específicos según la edad y el sexo para graficar el IMC. Se calcula el IMC dividiendo los kilogramos de peso por el cuadrado de la estatura en metros (IMC = kg/m^2).

— ¿Cómo se controla la obesidad?

—Lo primero es pedir que el médico determine la causa de la obesidad. Si no hay razones médicas, los siguientes cambios en el estilo de vida ayudarán a adelgazar:

- Controle las porciones de comida y reduzca el número de calorías.
- No use la comida, menos las golosinas, como recompensa por buen comportamiento o buenas calificaciones.
- Limite los bocadillos entre comidas. Asegúrese que en vez de dulces se consuma frutas.
- Controle lo que el niño come en la escuela.
- Coman en familia para poder determinar con más facilidad los alimentos que consume el niño y la cantidad.
- Aumente el nivel de actividad física. Encuentre actividades divertidas que puedan hacer en familia: paseos por los parques, montar en bicicleta, nadar, excursiones al campo o al museo. Incentívelos a practicar deportes. El aporte del fútbol a la salud, por ejemplo, es magnífico.
- Limite el tiempo que su hijo mira televisión, juega en la computadora o habla por teléfono.

20.5 Inactividad física

La inactividad física presenta el mayor riesgo cardiovascular. La inactividad física incide en varios factores como el colesterol alto, la presión arterial alta, la obesidad y la diabetes.

La actividad física ayuda a:

- Controlar el peso, lo cual contribuye a reducir el riesgo de sufrir una enfermedad del corazón, diabetes y otras enfermedades relacionadas a la obesidad.
- Fortalecer los huesos. Hacer ejercicio ayuda al desarrollo de los huesos y reduce el riesgo de tener huesos frágiles (osteoporosis) en la edad adulta.
- Aumenta la autoestima y la confianza. El ejercicio ayuda a sentirse mejor física y mentalmente.
- Mejorar la salud cardiovascular. El ejercicio reduce la presión arterial, aumenta la cantidad de HDL o colesterol bueno, y reduce los niveles de estrés.

- Fortalecer los músculos. Las actividades aeróbicas emplean los grupos musculares grandes del cuerpo y ayudan a fortalecer el corazón y los pulmones.

DICE EL DOCTOR

— ¿Cómo se determina si un niño hace suficiente ejercicio?

—La Asociación Americana del Corazón (AHA) aconseja que todos los niños mayores de 5 años de edad realicen por lo menos 30 minutos de ejercicio diario. Esto debe incluir una combinación de actividades de intensidad moderada y alta.

Para determinar si un niño realiza suficiente ejercicio, hágase las siguientes preguntas:

- ¿Cuánto tiempo por semana pasa en actividades sedentarias como ver televisión o en videojuegos?
- ¿Cuánto tiempo a la semana pasa en actividades recreativas como montar bicicleta, jugar fútbol, natación u otros deportes? ¿Camina o usa la bicicleta cuando tiene que ir a algún lado?
- ¿Cuánto tiempo por semana realiza actividades aeróbicas como correr en pista, tomar clases de baile o practicar un deporte?

Si el niño tiene un problema médico que limita la actividad física, asegúrese que el médico le recomiende actividades que pueda realizar sin riesgo.

Cuarta Parte
Estilo de Vida

Estilo de vida

El cuerpo en gran medida depende del conjunto de hábitos y actitudes que los expertos en salud denominan *Estilo de vida*. Hay estilos de vida nocivos para la salud cardiaca. Fumar, una vida sedentaria y la dieta con excesos de grasa, carbohidratos y sal induce al desarrollo de factores de riesgo como el sobrepeso, la presión arterial alta, la diabetes y el nivel elevado de colesterol malo.

Asimismo, una dieta rica en vegetales, frutas, pescado, granos y cereales, y hacer ejercicio con regularidad propician un estilo de vida saludable para el corazón.

Los siguientes capítulos se enfocan en la alimentación y la actividad física. Dos elementos del estilo de vida que tienen el poder de controlar, prevenir y revertir las enfermedades cardiovasculares. También se aborda el tema de fumar, ofreciendo estrategias para dejar de fumar. Y terminamos con un capítulo sobre la sexualidad.

Capítulo 21

La dieta

Me parece adecuado comenzar con una anécdota. Le pregunté a una señora en la ciudad de Miami:

— ¿Qué entiende usted por dieta?

La señora, de origen nicaragüense y de unos sesenta años, respondió sin titubear:

—El régimen que siguen los gordos para adelgazar. Yo considero las dietas un desperdicio de dinero. Los gordos que conozco comienzan todas las dietas que se anuncian en la televisión y cada día están más gordos.

Continuemos con la definición de dieta del Diccionario de la Real Academia Española:

"*Biol.* Conjunto de sustancias que regularmente se ingieren como alimento."

La dieta, podríamos añadir, son las sustancias sólidas o líquidas que ingerimos para satisfacer el apetito, las funciones fisiológicas y mantener la temperatura corporal. Y la dieta es un factor determinante para gozar de una vida larga y saludable, o llevar una vida plagada de enfermedades crónicas. Asimismo la dieta puede causar una muerte prematura.

DICE EL DOCTOR

— ¿Es posible reducir el nivel de colesterol, la obesidad, la hipertensión y la diabetes con una dieta adecuada?

—Una dieta balanceada y la actividad física son clave. A veces, no obstante, se precisan medicamentos. Aún si se toman medicamentos sigue siendo esencial la dieta balanceada y la actividad física con regularidad. La dieta adecuada y el ejercicio ayudan a controlar y reducir tres factores de riesgo cardiovascular: el colesterol malo, la presión arterial alta y el exceso de peso.

21.1 Una dieta balanceada

- Ensaladas de verduras y hortalizas aderezadas con aceite de oliva y vinagre.
- Leche, queso y yogurt descremados. Mantequillas vegetales.
- Aceite de girasol, oliva, soja o maíz.
- Té de tilo o manzanilla con azúcar artificial. Una o dos tazas de café al día si no causa nerviosismo o palpitaciones.
- Pescado fresco o congelado.
- Carne sin grasa a la plancha, o asada, pollo, pavo y ternera. Con menor frecuencia cordero y cerdo sin grasa.

Comidas menos recomendables

- Leche con grasa, la leche condensada, las natas, la mantequilla y los quesos.
- Embutidos y salchichas. Riñones, hígado y menudencias.
- Grasas animales como mantecas.
- Dulces, miel, azúcar y helados.
- Harinas refinadas y los derivados.
- Yemas de huevo.
- Camarones.
- Las grasas saturadas.
- El exceso de sal.

21.2 Las etiquetas

No podemos detectar a simple vista el colesterol en los alimentos ni el nivel de azúcar. Es necesario leer las etiquetas. Una precaución: aunque un alimento indique que no tiene colesterol (cholesterol free) puede tener un alto contenido de grasas saturadas. Elija los alimentos marcados sin grasa (fat free), además de aquellos que indiquen que no tienen colesterol (cholesterol free). Cuando compre un producto, determine las siguientes categorías:

- Cuántas calorías de grasa hay en una porción.
- Cuántos gramos (g) de grasa total hay en una porción.
- Cuántos gramos (g) de grasa saturada hay en una porción.

- Las grasas saturadas son las que más aumentan el nivel de colesterol.
- Cuánto colesterol hay en una porción.
- Cuánto sal (la sal es cloruro de sodio) por porción.

DICE EL DOCTOR

— ¿Hay alguna regla general sobre la comida?

—La moderación. Se recomienda comer de manera moderada, sin ayunos prolongados ni porciones excesivas. Lo mejor es comer tres veces al día, tomando porciones pequeñas, comer frutas y verduras. Hay que beber agua en abundancia. Y siempre que sea posible, tomarse el tiempo necesario para saborear la comida. La gente que saborea más come menos.

— ¿Y los diabéticos?

—Los diabéticos deben comer cinco veces al día: desayuno, media mañana, almuerzo, merienda y cena.

— ¿Cuál es la ingesta recomendada de colesterol al día?

—La Asociación American del Corazón (AHA) recomienda limitar el consumo diario de colesterol a menos de 300 miligramos. Menos de 200 si padece de una enfermedad del corazón. Para poner en perspectiva, la yema de un huevo contiene 215 mgs de colesterol.

— ¿Cuál es el consumo de sal recomendado?

—Lo ideal es reducir el consumo a menos de 2.400 miligramos al día.

— ¿Hay una dieta que ayude a reducir la presión alta?

—La dieta Dash recomienda reducir el consumo de sal a 1.500 miligramos. Recomienda disminuir la grasa saturada, el colesterol y la grasa total. Reducir el consumo de carne roja, los dulces y las bebidas con azúcar. Se debe consumir productos de granos integrales, pescado, aves y frutos secos y mucha fruta y vegetales. La dieta DASH (*Dietary Approaches to Stop Hypertension* o Enfoques Dietéticos para Detener la Hipertensión) es una iniciativa del Instituto Nacional del Corazón, los Pulmones y la Sangre (National Heart, Lung and Blood Institute).

21.3 La dieta mediterránea

En el libro *Las francesa disfrutan todo el año y no engordan*, Mireille Giuliano presenta a Jeanne Louise Calment, una longeva que alcanzó los 122 años. Las investigaciones de su vida muestran que seguía la tradicional dieta franco-mediterránea. Bebía una o dos copas de vino del lugar, por lo general tinto, y su principal medio de transporte eran sus piernas y la bicicleta, que montó hasta los cien años.

Evidencia científica

Un estudio de la Universidad de Barcelona (PREDIMED) constata que la dieta mediterránea, enriquecida con fruta seca y aceite de oliva extra virgen reduce hasta un 30% el riesgo de infarto de miocardio. El estudio de intervención nutricional contó con la participación de 7.447 personas de alto riesgo vascular. Se dividieron aleatoriamente en tres grupos: 1. Dieta mediterránea suplementada con aceite de oliva virgen extra. 2. Dieta mediterránea enriquecida con fruta seca (nueces, avellanas y almendras). 3. Dieta baja en todo tipo de grasa (animal y vegetal). Después de cinco años de seguimiento se comprobó que los participantes de las dos ramas de dieta mediterránea presentaban menor frecuencia de infartos de miocardio, de derrames cerebrales y de muerte por causa cardiovascular. Estos resultados se publicaron en la revista *New England Journal of Medicine* en noviembre 2013.

Características de la Dieta Mediterránea

- Abundancia de alimentos de origen vegetal, frutas, verduras, pan, pasta, arroz, cereales, legumbres y papas.
- Consumir alimentos de temporada en su estado natural, escogiendo siempre los más frescos.
- Utilizar el aceite de oliva como grasa principal, tanto para freír como para aderezar.
- Consumir diariamente una cantidad moderada de queso y yogurt.
- Consumir semanalmente una cantidad moderada de pescado, preferiblemente azul, aves y huevos.
- Consumir frutos secos, miel y aceitunas con moderación.
- Reducir el consumo de la carne roja a algunas veces al mes.
- Consumir vino con moderación durante las comidas y preferiblemente tinto (rojo).
- Utilizar las hierbas aromáticas como una alternativa a la sal.

- Realizar alguna actividad física regular para hacer trabajar al corazón y mantener en forma nuestras articulaciones y el tono físico.

La dieta mediterránea es cardiosaludable, recomendable para diabéticos y personas con predisposición genética a engordar. La dieta mediterránea le ayudará perder peso y mantener el peso corporal adecuado.

Capítulo 22

La actividad física

El ejercicio disminuye la presión arterial alta, la grasa del cuerpo, la glucosa y el colesterol malo. Aumenta el colesterol bueno y el nivel de energía. Además hay beneficios sicológicos: puede disminuir la ansiedad, la depresión y aumentar los sentimientos de bienestar. El ejercicio contrarresta el estrés. La actividad física predispone a la gente a trabajar, a realizar los quehaceres del hogar y realizar actividades recreativas. El ejercicio aumenta la autoestima y el buen ánimo. También está demostrado que el ejercicio aumenta el apetito sexual.

—Eso suena muy bonito –me dijo la madre de dos adolescentes—, pero hay que tener tiempo para ir al gimnasio. Con el trabajo, un marido que no ayuda en la casa y dos hijos que la tienen a una de chofer para llevarlos a los partidos de fútbol, a los entrenamientos, a la biblioteca, al doctor… Lo que menos tengo es tiempo.

La señora confundía hacer ejercicio con actividad física. Ir a un gimnasio es una idea muy buena y recomendable, pero no es la única manera de mantenerse activo. El baile es una actividad física muy beneficiosa. También lo es jugar con los niños y realizar los quehaceres de la casa. Caminar es uno de los ejercicios más beneficiosos y convenientes. Un hábito saludable es estacionarse lo más lejos posible de la entrada de los almacenes o del trabajo, y subir o bajar las escaleras en vez de tomar el ascensor.

La falta de tiempo y el cansancio son las excusas más comunes para llevar una vida sedentaria. En muchos casos la falta de tiempo se resuelve con una mejor administración de la vida. La administración de la vida significa hacer una lista de las actividades y tareas, y asignar el tiempo necesario para realizarlas. La planificación obra milagros en cuanto al tiempo.

La misma señora madre de los adolescentes comentó tres meses después:

—Desde que comencé a organizar mi horario tengo tiempo para todo. Es un hábito muy útil. Me levanto y mientras me tomo un cafecito hago la lista de las actividades del día. En diez minutos organizo todo y como por arte de magia me sobran un par de horas para el ejercicio.

Con respecto al cansancio, cabe reiterar que el ejercicio es una fuente de energía.

—Cuando salgo del consultorio —me comentó un dentista—, tengo toda la intención de manejar al gimnasio, entonces me entra el cansancio, y opto por doblar hacia la casa, lo cual es muy perjudicial para mi pues tengo una propensión a la obesidad y debo hacer ejercicio. Lo peor es que cuando no hago ejercicio no puedo descansar. Me hundo en el sillón frente a la televisión pero no logro relajarme. Es como si entrara en un estado de estupor. Además me siento culpable de no haber ido al gimnasio. Todo está en comenzar. Una vez que comienzo, casi de inmediato, se me va el cansancio. Después de cinco minutos de ejercicio uno comienza a llenarse de energía. Mantenerse activo físicamente es una cuestión de voluntad.

Media hora diaria de ejercicio basta para mantenerse en buen estado de salud. Una hora diaria de ejercicio para bajar de peso. El secreto está en fijarse metas alcanzables, y avanzar paso a paso. Las propagandas que le prometen bajar 30 libras en una semana son charlatanería.

DICE EL DOCTOR

—Hacer ejercicio de manera regular constituye uno de los factores más importantes del estilo de vida. Puede reducir el riesgo de desarrollar o morir de una enfermedad cardiovascular. Tiene un efecto positivo en los niveles del colesterol. Incrementa el nivel del colesterol bueno y disminuye el colesterol malo. Ayuda a mantener el peso óptimo. Ayuda a reducir la presión alta en los pacientes con hipertensión. Asimismo ayuda a controlar el azúcar en la sangre de los pacientes diabéticos. La recomendación actual de la Asociación Americana del Corazón (AHA) es que se debe tener una actividad aeróbica de mediana intensidad de 30 minutos cinco días a la semana. Una alternativa es hacer una actividad aeróbica vigorosa intensiva 25 minutos tres veces a la semana. Para disminuir la presión sanguínea y el colesterol se recomienda 40 minutos de actividad aeróbica entre moderada y vigorosa 3 o 4 veces a la semana.

Nivel de intensidad del ejercicio

La definición de intensidad moderada y vigorosa se basa en el ritmo cardiaco durante el ejercicio. Es una función de la meta máxima de frecuencia cardiaca (latidos) según la edad. La meta del ritmo cardiaco según la edad se calcula utilizando una formula muy sencilla. Hay que restar la edad a 220: la meta máxima de frecuencia cardiaca (latidos) = 220 – la edad.

Intensidad aeróbica moderada

La meta de frecuencia cardiaca oscila entre el 50% y el 70% de la meta máxima de frecuencia cardiaca por edad. Para un hombre de 20 años la meta máxima de frecuencia cardiaca es 200 (220 – 20 = 200.) La meta de 50% y 70% corresponde a una frecuencia cardiaca entre 100 y 140 latidos por minuto.

Actividad aeróbica vigorosa intensa

El nivel de ejercicio debe apuntar a una meta de frecuencia cardiaca entre 70% y 80% de la meta máxima de frecuencia cardiaca por edad. Para el mismo hombre de 20 años el 70% y el 85% corresponde a una frecuencia cardiaca de 140 y 170 latidos por minuto.

Actividad apropiada

La intensidad de la actividad aeróbica debe adaptarse inicialmente al nivel de condición física general. Si usted nunca ha hecho ejercicio, debe aspirar a una meta de frecuencia cardíaca entre el 50% y el 60% de la frecuencia cardíaca máxima, lo cual se considera una zona segura. Antes de participar en una actividad aeróbica de intensidad vigorosa (frecuencia cardíaca entre el 70% y el 85 % de la meta máxima), o si usted tiene diabetes, un historial de enfermedades del corazón, o cualquier otra condición crónica, su médico debe definir lo que es seguro.

Se recomienda a los pacientes que han tenido un ataque cardíaco, o si tienen angina, que se inscriban en un programa de rehabilitación cardiaca. Les permitirá reanudar las actividades físicas en un ambiente controlado y seguro.

Recalcan los expertos en salud que cualquier actividad física es mejor que nada. Incluso una simple caminata puede tener efectos positivos en la salud cardiovascular.

22.1 La música y el baile

La música y el baile son expresiones culturales muy arraigadas en las comunidades hispanas. Muchos consideran la música y el baile parte del DNA. Ya lo dijo un poeta cubano, *hasta el huracán no es más que vientos bailando rumba.* El baile satisface las recomendaciones médicas de actividad física, y levanta el espíritu.

He aquí el resumen de una conversación con una pareja en un salón de baile.

El esposo, cincuentón:

—Para los latinos la música es tan importante como la comida. La escuchamos mientras estamos atrancados en el tráfico, en las reuniones familiares y con los amigos. Yo leo escuchando mis boleros tropicales.

La esposa añade:

— ¡Ni qué hablar del amor sin la música! Dicen que recordar es vivir. Si es así, la música es la llave del recuerdo. Le digo sinceramente, yo no podría vivir sin música. Hasta cocinando canto y me doy mi bailada.

El esposo:

—No solo es un asunto personal. La música es parte de nuestras instituciones. Es imprescindible en la iglesia y en las actividades deportivas y políticas. Si el presidente inaugura un puente, que toquen el himno nacional. Antes de un partido de fútbol entre equipos de distintos países, el himno nacional, y al entretiempo los espectáculos musicales son de rigor.

La esposa pregunta y responde:

— ¿Y cuál es el compañero natural de la música? El baile.

El esposo:

—Nosotros tenemos diferentes maneras de hablar en América latina. Yo no entiendo algunas expresiones de los venezolanos o los mejicanos… Pero tocan un merengue y todos los latinos nos entendemos en la pista de baile.

Los beneficios específicos del baile

La Asociación Americana del Corazón (AHA) recomienda el baile como un ejercicio aeróbico. Bailar con regularidad todas las semanas tiene un efecto benéfico cardiovascular. Tres beneficios específicos a la salud cardiaca:

- Ayuda a controlar la presión arterial alta.
- Ayuda a controlar los niveles del colesterol—reduce el colesterol malo e incrementa el bueno.
- Ayuda a controlar el nivel de azúcar en la sangre.

Beneficios adicionales

Las características sociales y creativas del baile lo hacen más atractivo que otros ejercicios aeróbicos. Las personas que optan por el ejercicio del baile tienden a mantener el entusiasmo y la motivación. Y siendo el baile una actividad social, aporta un beneficio psicológico.

Evidencia científica

Según un estudio realizado por la Asociación Nacional del Corazón (NHA), el baile es una nueva preferencia de ejercicio terapéutico de pacientes con insuficiencia cardiaca. Para lograr que los pacientes hagan ejercicio tres veces a la semana, por el resto de la vida, el ejercicio tiene que ser divertido.

El estudio de ocho semanas comparó tres grupos de pacientes. Uno no hizo ejercicio. El segundo lo hizo en un caminador eléctrico o en una bicicleta estática. El tercer grupo bailó tres veces a la semana por 21 minutos cada sesión, alternando entre un valse lento y un valse rápido. Los bailarines alcanzaron el nivel más alto de beneficios físicos, y también reportaron una mejora significativa en la calidad de vida.

Beneficios para la salud en general

- Mejora la postura. Fortalece el sistema muscular y los huesos. Da más flexibilidad a la columna vertebral y a todos los músculos, lo cual es clave para que el cuerpo pueda mantener la postura adecuada. La buena postura evita la fatiga y las lesiones.
- Disminuye el deterioro de la superficie de las articulaciones, reduciendo el riesgo de la artritis.
- Disminuye el riesgo de la osteoporosis. El baile es un ejercicio de fuerza que puede prevenir a largo plazo la pérdida de masa ósea. Algunos bailes latinos requieren movimientos que fortalecen los huesos como la tibia, el peroné y el fémur.
- Mejora la flexibilidad, la agilidad, la coordinación y el balance.

- Ayuda al cuerpo a responder mejor en caso de accidentes y reduce las probabilidades de lesiones graves. Un estudio realizado por la Facultad de Medicina de la Universidad de Washington demostró que bailar tango resultó mejor que otros ejercicios para mejorar la capacidad de movimiento en los pacientes de la enfermedad Parkinson.

- Aumenta el nivel de energía. Según un estudio publicado en *The Scholarly Publishing and Academic Resources Coalition*, una sola clase de baile a la semana ayuda a mantener el nivel de energía de manera significativa. Como se trata de un ejercicio aeróbico, aumenta la capacidad de resistencia para realizar cualquier actividad física.

- Fortalece el sistema inmunológico. El baile es una actividad social que ayuda a establecer relaciones humanas. Se ha comprobado que las relaciones sociales fortalecen el sistema inmunológico.

- Ayuda a liberar endorfinas, las hormonas de la felicidad que combaten el estrés.

22.2 El fútbol

Otra actividad muy arraigada en las comunidades hispanas es el fútbol, o *soccer* en inglés. El Dr. Moscucci identificó los siguientes beneficios del fútbol en la salud:

- Mejora la capacidad cardiovascular.
- Aporta un aumento de la densidad ósea a nivel del fémur.
- Oxigena la sangre.
- Incrementa el tejido muscular y da mayor potencia en las piernas.
- Estimula la velocidad de reacción, la coordinación motora y la visión periférica.
- Ayuda a niños y adolescentes a mejorar sus relaciones con otros. Aprenden el valor del trabajo en equipo y se alejen de las drogas y otros vicios. Con respecto a la salud física de los niños, en la etapa de crecimiento, éstos desarrollan condiciones ideales para entrenar la movilidad. A partir de los cinco años de edad los niños están preparados para dar sus primeros pasos en el

fútbol. Se adaptan mejor a los movimientos y suelen presentar mejor coordinación.

Evidencia científica

El Departamento de Ejercicio y Ciencias del Deporte de la Universidad de Copenhague, Dinamarca, inició un estudio el 2008 para demostrar que jugar fútbol de forma regular podría ser de gran ayuda para mujeres y hombres que deseen controlar los factores de riesgo cardiovascular.

La investigación contó con más de 50 investigadores en siete países. Se concentraron en estudiar los efectos físicos, psicológicos y sociales del fútbol y otros tipos de actividad física de diversos grupos voluntarios. En la comparativa se descubrió que, además de entretenido, el fútbol resulta más beneficioso que hacer entrenamientos de fuerza o correr, pues combina muchas acciones intensas como correr, saltar, girar y patear, que lo convierten en una perfecta combinación de entrenamiento cardiovascular y de fuerza.

Concretamente, la práctica regular de este popular deporte, ya sea en grupos de 4, 6, 8 o los 11 de los equipos tradicionales, aumenta la captura de oxígeno en los pulmones, mejora la función cardíaca y elasticidad del sistema vascular, es muy efectivo para el tratamiento de la presión arterial alta, así como para perder peso y reducir los niveles de colesterol malo.

DICE EL DOCTOR

— ¿Se puede recomendar el fútbol como una medida de prevención de enfermedades cardiovasculares?

—Según indica el estudio anterior, se puede recomendar el fútbol para la prevención de múltiples enfermedades, o como parte del tratamiento de la hipertensión arterial y otras enfermedades cardiovasculares en personas de cualquier sexo o edad (desde niños hasta adultos mayores).

Capítulo 23

Dejar de fumar

Al fumar se introducen cientos de substancias tóxicas al organismo. El efecto en el corazón es directo. Las sustancias contenidas en el humo estrechan las arterias coronarias y envenenan el oxígeno de la sangre. Los fumadores están más propensos a sufrir infartos y ataques cerebrales, y desarrollar cáncer. Más de 90.000 personas mueren todos los años de enfermedades del corazón causadas por el cigarrillo.

Consejos para dejar de fumar

- Es importante entender las razones para dejar de fumar. Entender, por ejemplo, que hacerlo va a reducir las probabilidades de un ataque cardíaco, un derrame cerebral o de cáncer. Dejar de fumar le permitirá tener más dinero disponible.

- Es importante encontrar una razón personal o profesional que le estimule a dejar de fumar. Un ejemplo: Una señora de 50 años, que fumó toda la vida, llegó a un acuerdo con su hijo de 25 años. El hijo había subido peligrosamente de peso. Según el acuerdo—un contrato por escrito—ella dejaría de fumar si el hijo bajaba cincuenta libras. Los dos encontraron en el amor mutuo la razón necesaria para dejar de fumar. La señora se valió del amor de madre para prevenir la enfermedad cardiaca inevitable que le esperaba al hijo y se ayudó ella misma. Y el hijo ayudó a su madre a vivir más mientras revertía su propia obesidad.

- Es importante prepárese. Más que un hábito, fumar es una adicción. Es difícil librarse de las adicciones. Por eso hay que planificar las estrategias, marcarse metas concretas y realizables, establecer fechas, los detalles.

La Asociación Americana del Corazón recomienda

- Elija un día para dejar de fumar. Elija una fecha dentro de los siguientes siete días. Informe a sus familiares y amigos. Ellos apoyarán sus esfuerzos.
- Elija un método. Los siguientes tres métodos son recomendables: 1. Deje de fumar el día elegido. 2. Reduzca la cantidad de cigarrillos por día hasta que deje de fumar completamente.
  3. Fume solo una parte del cigarrillo. Si usa este método, necesitará contar la cantidad de pitadas que hace con cada cigarrillo y reducir la cantidad cada 2 o 3 días.
- Decida si necesita algún medicamento. Hable con su médico o proveedor de salud para determinar que medicamento le conviene a usted y pídale instrucciones de cómo usarlo. Esto puede incluir reemplazos de nicotina (gomas de mascar, spray, parches o inhaladores) o medicamentos recetados como bupropion hidrocloruro o vareniclina.
- Planifique el día elegido para dejar de fumar. Deshágase de cigarrillos, cerillos, encendedores y ceniceros. Saque de su casa cualquier cosa que le estimule a fumar. Encuentre sustitutos saludables para el cigarrillo. Tenga con usted chicles sin azúcar o mentas. Mastique zanahorias o ramas de apio.
- Deje de fumar el día que eligió hacerlo.

DICE EL DOCTOR

— ¿Qué sucede si una persona vuelve a fumar?

—Es difícil acostumbrarse a no fumar. Si tiene una recaída, es importante pensar que no volvió a ser fumador. Es importante pensar que se trata de un lapso temporal, y haga algo para volver a dejar de fumar. No se castigue ni se sienta culpable. Dígase que sigue siendo un no-fumador. Determine porqué volvió a fumar y qué hacer diferente la próxima vez. Firme un contrato comprometiéndose a seguir siendo un no fumador. Y lo más recomendable es recordar los beneficios de no fumar. El Departamento de Salud y Servicios Sociales de los Estados Unidos afirma lo siguiente:

- A los 20 minutos de dejar de fumar, la frecuencia cardíaca ha disminuido.
- A las 12 horas de dejar de fumar, las concentraciones de monóxido de carbono en la sangre han bajado a valores normales.
- A los 3 meses de dejar de fumar, el riesgo de sufrir un ataque cardíaco ha disminuido y los pulmones comienzan a funcionar mejor.
- Al cabo de un año, el riesgo adicional de sufrir enfermedad arterial coronaria es la mitad del de una persona que fuma.
- Al cabo de 5 años, el riesgo de sufrir un accidente cerebrovascular es igual al de una persona que no fuma.
- Al cabo de 10 años, la tasa de mortalidad por el cáncer de pulmón es aproximadamente la mitad de la una persona no fumadora.
- Al cabo de 15 años, el riesgo de sufrir enfermedad arterial coronaria es igual al de una persona no fumadora.

Capítulo 24

La vida sexual

La sexualidad es una actividad saludable para el corazón. El corazón es un músculo y el sexo un ejercicio que lo fortalece. La actividad sexual equivale a una caminata o a subir dos pisos de escaleras. Es comparable a ejercicio moderado de corta duración. Además es un componente importante del bienestar general.

Un estudio de La Oficina Nacional de Investigaciones Económicas sobre el dinero, el sexo y la felicidad muestra que la actividad sexual juega un papel vital en la ecuación de la felicidad. Según las 16 mil personas encuestadas en Estados Unidos, el incremento en la actividad sexual representa, en términos de felicidad, un aumento de $50 mil dólares anuales. Más relevante para la salud, un estudio realizado en Inglaterra demuestra que los hombres que tienen relaciones sexuales con mayor frecuencia viven más años y gozan de mejor salud, mientras que las mujeres que más disfrutan del sexo tienen una mayor esperanza de vida.

Una inquietud de muchos es la frecuencia de las relaciones. Consulté a una sexóloga.

— ¿Cuál es la frecuencia normal?

—No hay una definición de normalidad en cuanto al sexo. La frecuencia de actividad sexual varía según las parejas. Se considera normal entre una vez al mes y 15 veces por semana.

— ¿Podría abordar el tema de la impotencia…?

—Los problemas sexuales pueden ser de índole psicológico o físico, y aumentan con la edad, especialmente en los hombres. Entre las causas para la disminución de la actividad sexual se cuentan el estrés, una posición social baja, la salud mala, algunos medicamentos y bajos ingresos económicos. Los problemas sexuales son más comunes en las parejas en las que el hombre es mucho mayor que la mujer.

Algunas estadísticas sobre la impotencia

- 15 por ciento de los hombres la tiene a los 70 años.

- 40 por ciento de pacientes cardiacos sufren de disfunción eréctil. La disfunción eréctil es un factor de riesgo para las enfermedades cardíacas.
- 64 por ciento de los hombres que han sufrido un infarto han tenido disfunción eréctil.
- 57 por ciento de los hombres que tienen bypass han tenido algún tipo de disfunción eréctil.
- 80 por ciento de los hombres obesos sufren de disfunción eréctil.

DICE EL DOCTOR

— ¿Puede la dieta y el ejercicio mejorar el problema de la impotencia?

—En algunos casos el ejercicio ayuda.

— ¿Están las personas impotentes en riesgo de complicaciones cardiovasculares?

—Sí, y se recomienda que las personas que muestren indicios de impotencia sexual se hagan una prueba para detectar la presencia de factores de riesgo para afecciones cardiacas.

— ¿Se pueden tomar fármacos para la restauración sexual después de un infarto?

—Viagra y otros fármacos aumentan el flujo de la sangre al pene, permitiendo la erección. Los pacientes cardiacos deben comenzar con dosis bajas. Si un paciente está en condiciones de tener relaciones sexuales puede tomar fármacos.

— ¿Tienen estos fármacos un lado negativo?

—Los fármacos para la restauración sexual no están exentos de repercusiones adversas. La Revista de Ciencias Sociales y Medicina indica que no son pocos los hombres que caen en la tentación de la infidelidad como resultado de la nueva potencia sexual. También indica que hay mayor presión para que las mujeres tengan relaciones sexuales cuando no lo desean, generalmente se utiliza la excusa de "no desperdiciar la píldora". Un problema más grave es que algunos hombres pueden desarrollar una adicción a la píldora.

Añade un dato interesante:

—Los infartos durante las relaciones sexuales se dan mayormente cuando el hombre tiene relaciones extramaritales o ha consumido alcohol en exceso.

La sexualidad femenina

Varios estudios han demostrado que ni la Viagra ni otros fármacos similares aumentan el deseo sexual de las mujeres, aunque experimenten un aumento en el flujo de sangre en el área genital.

La sexóloga comentó:

—La sexualidad femenina es muy distinta a la del hombre. Los cambios físicos genitales invariablemente conducen al hombre al deseo sexual. Muéstrenle una foto de una mujer desnuda a un hombre y se excitará, tendrá una erección y deseo sexual. En las mujeres hay una desconexión entre los cambios genitales y el deseo. Hay una variedad de factores que determinan la sexualidad femenina. Hay que cambiar el enfoque de los estudios para entender la sexualidad femenina, ir de los genitales a la mente. El órgano sexual crucial de la mujer es el cerebro. Los fármacos que afecten la química del cerebro de la mujer la podrían ayudar.

Un miedo infundado al sexo después de un infarto

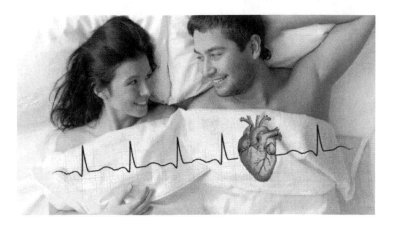

Compartí la habitación del hospital con Luis. Los dos acabábamos de sufrir infartos. Luis es un centroamericano de 45 años. Me contó que estaba prácticamente en la luna de miel. Hacía cuatro meses que se había casado. Sufrió un infarto al salir del restaurante donde trabaja. Se desplomó en la puerta del restaurante. Afortunadamente el dueño del restaurante todavía estaba allí y lo llevó al hospital. Lo menos que él se imaginaba es que le fuera a dar un ataque al corazón con lo fuerte que se sentía, con lo bien que estaba.

—Ni gripe me daba.

Aunque Luis tiene seguro de salud, no había visitado a un médico desde que llegó a los Estados Unidos hacía ocho años. No sabía que tenía diabetes ni la presión alta. Son afecciones que no dan ningún indicio, no hay síntomas. Por eso las llaman asesinas silenciosas. A Luis se le habían obstruido varias arterias y le realizaron múltiples angioplastias.

Le dieron de alta un día antes que a mí. Antes de salir vino a verlo una orientadora encargada de informar a los pacientes de la Unidad Cardiaca sobre las medidas de convalecencia. Ella no hablaba español y el inglés de Luis no era muy bueno. Ella le explicó los pasos que debía seguir. Luis asistía con la cabeza. Al final ella le preguntó si entendió lo que había explicado. Luis dijo que sí.

Cuando la orientadora se fue, Luis se sentó en la silla al lado de mi cama y me contó su vida. Llegó a Estados Unidos sin documentos. Cruzó la frontera con un coyote. En Laredo abordó un bus hacia San Antonio y de allí tomó un avión a Nueva York. Tenía dos primos y una tía que vivían en Connecticut. Inmediatamente comenzó a trabajar con los primos en una compañía de construcción y por las noches limpiaba oficinas. Ganaba suficiente para enviar dinero a su madre y ahorrar algo para arreglar los papeles de inmigración. Lo primero que hizo cuando obtuvo la residencia permanente, la tarjeta verde, fue regresar a su país de vacaciones. Entonces conoció a la mujer que años más tarde sería su esposa.

—La vida cambia cuando uno tiene los papeles. Conseguí trabajo en un restaurante. A uno siempre le dicen que lo mejor es trabajar en restaurantes, pues se gana más, se trabaja todo el año y se come gratis. Pude ahorrar un poco más. Pero también comencé a engordar. Aunque usted no lo crea, yo era flaco. En menos de tres años subí sesenta libras. Uno no sabe los problemas que trae la gordura. Yo me crié muy pobre. Cuando no hay mucho para comer en casa uno cree que la gordura es muestra de buena salud. Los flacos eran siempre los enfermizos y los pobres. Los ricos eran robustos. En mi país no es como aquí. Allá usted no ve ni perros ni pobres gordos. Todos en mi familia éramos flacos. Cuando regresé a mi país de vacaciones la gente decía, vean a Luis ya se ha hecho rico, mírenle lo gordito que está.

Luis quería pedirme un favor. Me había escuchado hablar con el doctor y la enfermera.

—Usted sabe inglés –me dijo—, a lo mejor me puede ayudar. Yo vi una película en la que le dio un ataque al marido cuando estaba teniendo relaciones con su mujer. Yo no sé cómo preguntarle al doctor esas cosas. La verdad es que me da un poco de vergüenza. Yo quisiera saber cuándo podré tener relaciones con mi esposa sin peligro de sufrir otro ataque. ¿Se imagina, la pobre, sin hablar inglés y con un muerto encima?

Una de mis películas preferidas es *Cría* del director español Carlos Saura. La película comienza con una escena en la que un militar muere fulminado por un ataque mientras le hace el amor a una amante mucho más joven.

— ¿Cuántos años tiene tu mujer?

—Es jovencita. Aun no cumple los veinticinco.

La idea de que Luis sufriera un infarto mientras tenía relaciones con su joven esposa me alarmó. También yo pensé: "La pobre, ¿qué se hacía con un muerto encima sin hablar inglés? Y pensé en mi propia esposa. Apreté el botón de emergencia a un costado de la cama para llamar a la enfermera.

La enfermera llegó pronto a la habitación.

Le pregunté:

— ¿Cuándo es seguro tener relaciones sexuales después de un infarto?

La enfermera advirtió que Luis se ruborizaba y sonrió. Dijo que era una pregunta lógica. No había razón de ruborizarse.

—Pueden tener relaciones sexuales en cuanto regresen a casa, pero es conveniente hacerlo sin agitarse demasiado, sin posiciones que requieran demasiado esfuerzo. Es recomendable tener a mano nitroglicerina en caso de que se produzca una angina de pecho. Es recomendable tener siempre a mano nitroglicerina. La nitroglicerina es un medicamento que se aplica debajo de la lengua y ayuda a ensanchar las arterias para que la sangre fluya. También hay parches como los que ustedes tienen en el pecho. Si sienten dolor en el pecho durante las relaciones sexuales, deben aplicarse una dosis debajo de la lengua. No deben tomar Viagra mientras tomen nitro. La combinación puede ser mortal. Pueden reanudar las actividades sexuales cuando se sientan con la fuerza necesaria.

Luis se animó a preguntar:

— ¿Y cómo saber si tengo la fuerza necesaria?

—Un buen indicador es subir un piso de escaleras sin cansarse.

Añadió la enfermera:

—Es mejor hacerlo con la pareja habitual. La infidelidad produce estrés. En general el sexo es muy saludable para el corazón.

Reconocimientos

Es consabido que los médicos padecen de una falta aguda de tiempo, como lo ilustra la brevedad de las consultas. De ahí esa frase *visita de médico*. Pero la redacción de este libro no adoleció de este trastorno crónico. Al contrario, el Dr. Moscucci se ofreció generoso a las innumerables consultas y sesiones de edición. Yo hacía el papel de periodista, paciente y con mayor frecuencia de intérprete de las inquietudes del público hispano.

Libros de esta índole precisan la colaboración de mucha gente. Agradezco al Dr. Edward Schuster, profesor de Columbia University, mi primer cardiólogo, con quien exploré inicialmente varios de los temas tratados. El Dr. Olveen Carrasquillo de Miami University que me esclareció algunos aspectos de la Paradoja Hispana en la medicina.

Lori Egozcue por sus lecturas concienzudas. Pablo Muñoz aportó su arte al diseño de la portada.

Un reconocimiento especial merece mi esposa, Aurea. Es protagonista de buena parte de esta crónica. Aurea se plantó como comandante en jefe en la guerra contra mi enfermedad cardiovascular. Sin su sentido común y cuidado, estoy seguro, no habría sobrevivido para contarlo.

Origen de las ilustraciones

Postales de las zonas de riesgo

Págs. 50, derechos reservados, Marc Schmidt; 47, 55, 122. Wikipedia Commons. Utilizadas con licencia.

Enfoque Enciclopédico

Págs. 66, Jordi March; 74, Valens Books; 82, Yale University School of Medicine; 87, Blause Medical Communications, Inc.; 88 Free Software Foundation. Utilizados con licencia de Wikipedia Commons.

Libros recientes de Raúl Guerrero

Murder and the Dog

Cronista Libertina

INSOLENCE

LLEGAR a 100

Libro más reciente del Dr. Mauro Moscucci

GROSSMAN & BAIM'S

Cardiac Catherization, Angiography, and Intervention

Eighth Edition

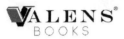

LIBROS EN PREPARACIÓN

Todo sobre el corazón de la mujer

Mitos y realidades del cáncer

Mitos y realidades de las vitaminas

El fútbol y la salud

Impreso en Estados Unidos de América

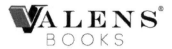

Su fuente de información para la salud y el bienestar.
valensbooks.com

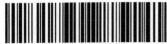

15664610R00081

Made in the USA
San Bernardino, CA
02 October 2014